고혈압 치료,
나는 혈압약을 믿지 않는다

고혈압 치료,
나는 혈압약을
믿지 않는다

한의학 박사 선재광 지음

전나무숲

고혈압 치료, 약보다 생활습관 개선이 먼저다

고혈압을 연구하고 치료한 지 벌써 30년이 훌쩍 넘었습니다. 그동안 정말 많은 고혈압 환자들을 만났고, 그들이 혈압약의 장기 복용이 얼마나 유해한지를 인식하고, 혈압약을 복용하지 않고도 정상 혈압으로 회복되어 건강하고 활기차게 생활하는 것을 보면서 많은 보람을 느꼈습니다.

고혈압 환자들이 혈압약을 복용하지 않고 치유될 수 있다는 믿음을 갖기를 바라는 마음에서, 또 고혈압 환자가 없는 대한민국을 만들고 싶다는 사명감으로 이 책의 초판을 출간한 지도 벌써 11년이 넘었습니다. 그동안 "이 책을 읽고 나서 혈압약을 끊었더니 고혈압에서 회복되었다"는 분들도 많이 만났습니다. 하지만 현실은 그리 낙관적이지 않은 것 같습니다. 고혈압 환자가 점점 늘어나 이제 고혈압은 우리나라에서도 환자 수가 가장 많은 질병이 됐기 때문입니다.

건강보험심사평가원의 조사에 따르면, 최근 5년간(2015~2019년) 고혈압 환자 수는 꾸준히 늘어 2015년 567만 9,139명에서 2019년 651만 2,197명으로 9.3% 증가했습니다. 요양급여비용은 20.7% 증가했고, 고혈압의 발병률도 2017년 18.2%에서 2019년 19.7%로 꾸준히 증가했습니다. 2020년 대한고혈압학회에서 발표한 자료에 따르면, 고혈압 환자 수는 총 1,200만 명에 달할 것으로 추정되며 그중에서 고혈압으로 전국 병·의원을 찾은 환자 수는 673만여 명으로 집계되었습니다. 매년 10% 이상씩 고혈압 환자 수가 증가하는 추세를 보이고 있으며, 50~60대 연령층의 경우 전체 인구의 50%, 성인 인구 3명 중 1명이 고혈압에 해당하는 혈압을 보이는 상황입니다.

그러나 더 큰 문제가 있습니다. 많은 고혈압 환자들이 고혈압의 근본 원인은 개선하지 않은 채 평생 혈압약을 복용하고 있는데, 혈압약을 장기 복용할 경우 약물부작용으로 인한 2차 질병이 생긴다는 사실을 모른다는 점입니다.

실제로 약물부작용은 심각합니다. 미국의 많은 학자들은 약물부작용으로 사망하는 사람이 미국 국립보건통계센터에서 발표한 미국인 사망원인 1위(심혈관계 질환), 2위(암)보다 더 많다며 약물부작용의 심각성을 경고한 바 있습니다. 또 메릴랜드대학교 연구팀이 미국식품의약국(FDA)에 보고된 약물의 장기 복용으로 인한 부작용 사례를 분석한 결과, 220만 건의 약물부작용 중 40% 이상은 입원했고 15%는 사망했다고 합니다. 하지만 약물부작용 보고는 의사나 환자가 자발적으로 해야 하기 때문에 실제 약물부작용 사례는 이보다 훨씬 많을 것으로 추정되는 실정입니다. 혈압약 역시 이러한 약물부작용에서 자유로울 수 없습니다.

고혈압의 95% 이상은 원인이 명확하지 않은 본태성 고혈압(1차성 고혈압)으로 개개인의 타고난 장기의 강하고 약함, 식생활을 포함한 잘못된 생활습관이 겹쳐서 일어납니다. 따라서 식사와 운동, 생활습관 개선, 한의학의 자연치유로 고혈압은 얼마든지 치유될 수 있습니다. 그렇기에 이미 혈압약을 장기 복용하고 있는 사람은 약의 독성으로 인한 각종 2차 질병(합병증)을 예방하기 위해서라도 약의 독성을 없애고, 생활습관을 개선해 자연치유력을 높여야 합니다.

한의학의 관점에서 질병은 없애는 대상이 아니라 오히려 감사해야 할 대상입니다. 인체가 오염된 혈액을 정화하고 면역력을 높여 인체의 기능을 회복하려는 자연스러운 현상이 질병이기 때문입니다. 인체는 건강을 유지하기 위해 다양한 증상을 일으킵니다. 대표적인 초기 증상은 발열, 식욕 부진, 피로로 이는 인체의 항상성 유지, 즉 자연치유력을 회복시키려는 과정이라고 할 수 있습니다.

고혈압도 마찬가지입니다. 전신에 혈액 공급이 더 필요하다는 몸의 상태를 알려주는 신호가 고혈압이니 혈압이 높아지는 증상에 감사하고, 그 신호에 귀 기울여 고혈압이 생긴 원인을 찾아내 원인을 제거하고 자연치유를 해야 합니다. 반면, 고혈압의 원인을 무시하고 혈압약으로 억누르고 종전처럼 살아간다면 증상이 진행되어 결국 혈압약의 장기 복용으로 당뇨병, 고지혈증은 물론 암, 치매로 고생할 수 있습니다.

질병은 잘못된 생활습관의 결과이며, 자신의 몸을 관리하지 않고 사랑하지 않은 결과입니다. 거의 모든 질병은 지난 삶을 다시 회복하는 기회이자 축복으로 여기고, 고마워하고 두려워하지 말아야 합니다. 어떤 질병이든 생활습관을 바꿈으로써 질병의 원인을 뿌리 뽑아야 합니다. 아플 만큼 아파야 치유됩니다. 몸이 보내는 신호인 이상 증상과 모든 질병은 죽음으로 향하는 나를 돌려세우기 위한 내 몸 안의 최고의 처방임을 기억해야 합니다.

이번 책은 《고혈압 치료, 나는 혈압약을 믿지 않는다》의 4판으로, 생활 속에서 환자 스스로 고혈압을 개선할 수 있도록 생활습관 개선에 대한 내용을 보완하였습니다. 여기서 제시하는 혈압을 낮추는 생활습관과 식생활을 꾸준히 실천한다면 반드시 지금보다 더 건강하고 활기차게 생활할 수 있을 것입니다. 이번 책으로 고혈압을 가지고 계신 분들의 빠른 치유와 혈압약의 장기 복용으로 인한 약물부작용으로부터 해방되시길 바랍니다.

2022년 2월 선재광

고혈압 치료, 아는 것이 희망이다

내가 고혈압을 집중적으로 연구하게 된 계기는 한의과대학 예과 1학년 시절로 거슬러 올라간다.

누구보다 건강하셨던 아버지가 정기적인 건강 검진을 받으러 병원에 가셨다가 "혈압이 160/90mmHg로 높은 편이니 혈압약을 복용하면 좋겠다"는 의사의 말에 혈압약을 복용하기 시작하셨는데, 2년 후 등산을 다녀오신 뒤에 뇌출혈로 운명하시고 말았다.

사실 혈압약을 복용한 뒤로 아버지는 어지럼증과 두통을 간간이 호소하셨는데, 나를 비롯한 가족들은 그런 아버지의 증상을 별로 대수롭지 않게 여겼다. 아버지가 돌아가신 뒤에 나의 무심함을 얼마나 후회했는지 모른다. 그때부터 고혈압은 내 인생에서 가장 중요한 연구 주제가 되었고, 지금의 나에게 '고혈압 박사'라는 호칭을 안겨주었다.

고혈압을 연구하고 치료한 지 벌써 20년이 훌쩍 넘었다. 그동안 정말 많은 고혈압 환자들을 만났고, 그들이 정상 혈압을 되찾아 건강하고 활기찬 모습으로 한의원을 나가는 모습을 봤다.

그들의 말에 의하면, 병원에서 고혈압 진단을 받게 되면 의사들은 이렇게 말한다고 한다.

"혈압약은 평생 먹어야 하며, 요즘 혈압약은 장복해도 부작용이 거의 없습니다.""혈압약을 끊으면 큰일납니다. 자다가 죽을 수도 있고, 중풍(뇌졸중)으로 평생 누워 지낼 수도 있으니 반찬이다 생각하시고 매일 드세요."

그래서 고혈압 환자들은 대부분 혈압약을 끊으면 큰일이 생길 것 같은 두려움으로 언제 어디서나 혈압약부터 챙기는 심각한 강박관념을 가지고 있다.

하지만 그들은 대부분 10년 이상 복용해오던 혈압약을 끊고 싶어 했고, "혈압약을 먹기 시작했으니 평생 먹어야 한다. 안 그러면 갑자기 혈압이 올라서 큰일 난다"는 의사의 말이 얼마나 큰 스트레스였는지를 하소연했다. "같은 반찬도 세 번 이상 먹으면 물려서 쳐다보기 싫은데 음식이 아닌 약을 평생 매일 먹어야 한다니, 약을 복용하는 시간이 늘어날수록 참으로 겁나더라"고 말했다. 그러면 나는 "이제라도 혈압약이 얼마나 나쁜 약인지 아셨으니 다행입니다"라고 위로를 하고 안심을 시켰다.

나는 '혈압약으로 고혈압을 치료한다'는 말을 절대 믿지 않는다. 혈압약이야말로 세상에서 가장 이상한 약이다. 몸의 전반적인 기능이 올바로 돌아오면 혈압은 자연스럽게 정상으로 되고, 나이가 들면 혈압의 수치가 올라가는 것이 정상이다. 그런데 혈압약은 이러한 점은 고려하지 않고 근본 원인에 대한 치료 역시 뒤로 미룬 채 인위적으로 혈관 수축을 막거나 혈관을 확장시켜서 혈압을 떨어뜨린다. 또한 혈류량을 일시적으로 줄여 혈압이 올라가는 현상을 순간적으로 막는 방식으로 혈압을 떨어뜨리기도 한다. 그 결과 각종 부작용과 2차 질병(합병증)이 줄줄이 생긴다. 이것이 내가 혈압약을 믿지 않는 명료한 이유다.

어떤 혈압약도 개인의 환경이나 체질에 따른 고혈압의 원인을 근본적으로 치료해주지 못한다. 종류나 성분과는 상관없이 혈압약을 하루 빨리 끊어야지만 제대로 된 고혈압 치료를 시작할 수 있다.

이런 나의 생각을 아는 지인이 이렇게 물은 적이 있었다.

"혈압약이 그렇게 나쁘다면서, 왜 병원에서는 혈압약을 줍니까?"

그 이유는 병원이나 의사들이 혈압의 '절대수치'에 의존해 고혈압 진단을 내리기 때문이다. 사실 혈압은 사람에 따라, 상황에 따라, 나이에 따라 수시로 변하기 마련이며, 사람마다 허용되는 혈압의 범위 또한 다르기 때문에 절대수치란 있을 수 없다. 그런데도 불구하고 서양의학에 기초한 병원이나 의사들은 절대수치를 벗어나면 무조건 '고혈압 환자'로 보고 혈압약을 처방하고 있다.

우리나라도 이제 '고혈압 환자 1,200만 명'인 나라가 됐다. 그리고 건강한 사람이 하루아침에 고혈압 환자로 둔갑하는 상황이 여기저기서 벌어지고 있다. 여기에는 고혈압을 판정하는 기준이 되는 고혈압 절대수치가 한몫하고 있다.

고혈압 환자들이 지출하고 있는 약값과 진료비의 규모가 엄청난 것도 병원에서 꾸준히 혈압약을 처방하는 이유다. 실제 고혈압 환자 중 95%는 원인을 알 수 없는 '본태성 고혈압' 환자들이다. 이는 고혈압이라 진단받은 사람 100명 중에 95명은 병의 원인조차 모른 채 약을 먹고 있으며, 끊임없이 제약회사와 의사들의 수입을 보장해주고 있다는 의미가 된다.

나는 지난 2005년 11월에 《서양의학이 밝혀내지 못한 고혈압의 원인》과 《네 가지 유형에 따라 살펴본 고혈압의 치료》라는 책을 통해서 이러한 혈압약의 진실을 밝히고자 노력했었다. 하지만 국민들에게 진실이 알려지기도 전에 의료계 인사들이 주축이 되어 만든 한 시민단체로부터

'허위사실 유포 및 의사들의 의료행위에 대한 업무 방해죄'로 고발당하고 말았다.

그때 나는 오히려 잘된 일이라고 생각했다. 국민들을 대상으로 '고혈압의 진실'을 알려야 한다는 사명감으로 임했다. 그래서 국민들의 심판을 받아보자고 제안했지만 나를 고발한 측에서는 그 누구도 공개 토론의 장에 떳떳하게 나서질 않았다. 그렇게 고발 사건은 유야무야 흐지부지되고 말았다.

이 책은 위의 두 책을 한 권으로 묶어 수정, 보완한 책이다. 그때 하지 못했던 이야기들을 이 책에 모조리 담았다. 이 책을 읽다 보면 혈압약의 진실과 고혈압 진단의 위험성을 알게 되는 것은 물론이고, 혈압약을 끊고도 건강하게, 그리고 자연치유력을 높이면서 고혈압을 치료할 수 있는 방법을 하나씩 알게 될 것이다. 더 이상 하루하루를 불안해하며 병을 안고 살 필요도 없고, 후유증을 염려할 필요도 없다.

고혈압인 분들께 당부드리고 싶은 말이 있다. 혈압약을 끊으면 당장은 혈압이 오를 수 있다. 그럴 땐 이렇게 생각하자.

"혈압은 수시로 오르고 내리면서 인체를 조율하는 생리적 반응이자 인체의 항상성을 유지하는 장치로 하루에도 수십 번씩 아침저녁, 계절마다 온도와 날씨에 따라 미묘하게 반응한다. 혈압은 우리 몸의 기압계와 같다. 고혈압은 그저 하나의 체내 현상일 뿐 병이 아니다. 어떤 원인에 의해

동맥 내 압력이 높아진 상태일 뿐이다."

그리고 "우리 몸은 스스로 병을 고치는 힘을 가지고 있다. 명의는 병원이 아닌 바로 자신 안에 있다. 그 힘을 생활에 적용하는 것이 무엇보다 중요하다"라고 마음속으로 외치면서 스트레스 관리, 충분한 휴식, 균형 잡힌 식사와 영양 관리, 규칙적인 운동 등 생활 전반에 걸쳐서 건강한 습관을 실천할 것을 단단히 마음먹자.

2011년 1월 선재광

차 례

 제1장 ‘고혈압 환자 1,200만 명 시대’의 진실

제2장 혈압약을 끊어야 고혈압이 낫는다

제4장　약 없이 혈압을 낮추는 식습관

제5장 근본 원인을 알면 치료법이 보인다

제6장 고혈압, 근본적 치료의 모든 것

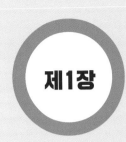

제1장

'고혈압 환자 1,200만 명 시대'의 진실

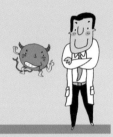

처음에 당신은 어떤 식으로 '고혈압'이라는
진단을 받게 되었는가?
어떻게 해서 혈압약을 '평생 먹어야 할 약'으로
인식하게 되었을까?
이 과정을 제대로 이해한다면
이제까지 당신이 자신의 몸에 얼마나 소홀했는지,
의학과 고혈압에 대한 상식이
얼마나 잘못되어 있는지도 깨달을 것이다.

01 당신이 혈압약을
먹게 된 진짜 이유

'혈압측정 결과 혈압이 높다는 의사의 말을 한치의 의심 없이 받아들이고, 마치 세뇌된 듯 약국에서 혈압약을 처방받아 온다.'

대부분의 사람들이 이렇게 혈압약과 인연을 맺는다. 하지만 이 과정에서 사람들은 "혈압이 정상치보다 높으니 혈압을 떨어뜨리는 약을 처방하겠다"라는 의사의 말만 귀담아 들을 뿐 자신이 왜 고혈압인지, 어떻게 고혈압이 됐는지, 혈압약의 성분은 어떤지, 혈압약의 부작용은 무엇인지 등 당연히 알아야 할 내용들을 일일이 물어보지 않는다. 그저 "당신은 고혈압입니다"라는 의사의 말에 지레 겁을 먹고 자연스레 혈압약과 병원에 의지해 살게 된다.

고혈압의 원인은 참으로 다양하다. 유전일 수도 있고 신장질환이 원인이 되어 생겼을 수도 있다. 또는 잘못된 생활습관에서 비롯될 수도 있다. 따라서 먼저 자신의 '고혈압의 원인'을 파악해야 한다. 무턱대고 혈압약부터 먹을 일이 아니라는 이야기다. 하지만 현실은 그렇지 않다. 병원은 그저 의사와 환자를 '수직적인 관계'로 설정해놓은 채 자세하고 친절하게 설명해주지 않는다.

혈압약이 '평생 먹어야 할 약'으로 각인되다

'혈압약은 한번 먹기 시작하면 평생 먹어야 한다'는 말이 상식처럼 각인된 데는 의사의 반복적인 "절대로 약을 끊으면 안 된다"는 말의 영향이 크다. 약 처방을 최선의 치료법으로 아는 의사일수록 기회가 있을 때마다 혈압약을 빼놓지 않고 복용할 것을 당부한다. 사람은 무언가를 강렬하게 인식하거나 세뇌 당하면 좀처럼 생각이 바뀌기가 어렵다. 그 결과 고혈압 환자들도 '약을 끊으면 안 된다'는 말을 진리인 양 받아들이고, 심지어 '약을 끊으면 당장 죽는다'고 믿기도 한다. 하지만 혈압약을 당장 줄이거나 끊어도 문제가 되는 사람은 거의 없다.

더 중요한 사실은, 모든 약(양약)은 증상을 완화시키는 작용은 하지만 근본 원인을 제거하지 못한다는 것이다. 게다가 약에는 세 가지 역효과가 있다.

첫째, 약은 거짓 안도감을 준다. 증상을 은폐해 근본 문제를 방치한다. 고혈압은 체내 경고 증상의 하나인데, 그 경고 증상의 근본 원인을 무시하고 혈압약으로 증상만 억누르다 보니 평생 고혈압은 물론 다양한 질병이 생기게 된다.

둘째, 모든 약에는 독성이 내재되어 있다. 따라서 혈압약을 복용하면 할수록 몸에 쌓이는 독소량은 증가할 수밖에 없다.

셋째, 혈압약은 면역 계통의 기능을 저하시켜서 다양한 부작용을 발생시킨다.

스스로
'순진한 환자'가 되다

상황이 이렇게 된 이유는 두 가지다. 첫 번째 이유는, 의사들이 고혈압에 대해 대충 설명하고 넘어가기 때문이고, 두 번째 이유는 의사들의 말을 진리인 양 믿고 따르는 습관이 우리 안에 이미 깊숙이 자리 잡았기 때문이다. 그리고 사회적으로는, 의사들이 고혈압 환자를 위한 교육과 생활지도를 할 만한 여건이 마련되지 않은 점도 문제다. 실로 우리의 의료 현실은 더 많은 환자들에게 혈압약을 처방하는 데 주안점을 두고 있을 뿐이다.

이 과정에서 약의 부작용으로 피해를 입는 것은 우리 자신이다. 또 부작용으로 피해를 입고도 피해를 입은 줄도 모른 채 순진한(?) 얼굴로 살아가는 것도 바로 우리다. 이때도 의사들은 우리에게 "당신이 부작용 피해를 입은 거예요"라고 얘기해주기보다 또 다른 병명을 덧씌우며 약을 처방해주곤 한다. 하지만 더욱 놀라운 사실은 이러한 피해를 호소할 곳조차 없다는 점이다.

이러한 의료 서비스 현실에 억울해하거나 분노할 필요가 없다. 의사 앞에만 서면 순진한 '환자'의 얼굴을 하고 모든 지시를 의심 없이 따른 것은 바로 당신 아닌가.

지금 이 순간부터는 순진한 환자의 얼굴을 벗어던지고 깐깐한 '의료 소비자'로 변신할 준비를 착착 해나가야 한다. 그래서 지금 내 몸에 나타나는 증상의 원인이 무엇이고 어떤 약의 어떤 성분으로 이 증상을 가라앉힐지 등의 알 권리를 챙겨야 한다. 약의 부작용에서 자신을 지켜줄 사람은 오로지 자기 자신뿐이고, 또 의료도 서비스의 하나이며 우리는 그 서비스에 대한 비용을 지불하고 이용하는 소비자이기 때문이다.

다국적 제약회사와 병원의 이익 놀음에 희생되는 우리

'좋은 게 좋은 것'이라고 의사를 믿고 의지하면 좋겠지만, 우리가 살아가는 세상은 생각만큼 순수하지 않다. 더불어 의료 산업이 오로지 환자만을 생각하는 서비스를 제공하던 시대는 이미 지난지 오래다. 다국적 제약회사와 대규모 살림을 꾸려가야 하는 병원의 이익이 개입되고, 그 틈에 우리가 있다. 그래서 약 하나를 먹더라도 그 약이 우리 몸에서 어떻게 작용하고 어떤 부작용을 일으키는지를 더욱 신중하게 따져야 하는 것이다. '한번 먹기 시작하면 평생 먹어야 한다'는 혈압약도 두말하면 잔소리다.

실제로 혈압약은 이롭기보다는 해롭다는 증거들이 갈수록 드러나고 있다. 장기적인 여러 임상 연구에서 혈압약을 복용하는 사람들은 더 심각한 심장질환의 위험과, 겪지 않아도 될 부작용인 피로·두통·발기부전 등에 시달리는 것으로 나타났다. 미국 국가합동위원회(Joint National Committee)를 비롯한 모든 의료기관에서는 경계역 내지 경미한 고혈압 치료에 '비약물 요법(혈압약 없이 치료하는 것)'을 권하고 있다.

최근 들어 고혈압의 비약물 치료에 대한 연구 결과들 역시 속속 나오고 있다. 사실 고혈압 환자의 80% 이상이 경계역(120~160/90~94mmHg), 경미(140~160/95~104mmHg), 중등(140~180/105~114mmHg) 범위에 해당하며 이들 대부분은 식습관과 영양 관리, 생활습관에 변화를 주면 조절할 수 있다. 실제로 비교 연구에서 경계역 또는 경미한 고혈압의 경우, 다양한 비약물 요법이 혈압약보다 효과가 탁월하다는 사실이 입증되었다.

경계역 내지 중등 고혈압에서 비약물 치료와 표준 약물 투여 치료를 비교해보면, 비약물 치료가 훨씬 낫다는 사실을 확인했다. 고혈압의 약물 치료 효과를 조사한 미국심장병학저널(American Journal of Cardiology)은 논문에서 "일부 단순 고혈압 환자들은 약물 투여가 거의 필요하지 않다. 이 환자들이 항고혈압 약물의 투여 비용과 부작용에 상응하는 충분한 효과를 얻을 수 있을지는 의문이다"라고 피력하고 있다.

이러한 실질적 증거와 의료적 견해에도 불구하고 혈압약은 여전히 인기(?)가 높다. 왜일까? 미국의학협회저널(JAMA)에 실린 논문에 따르면 "고혈압 치료는 약물 처방뿐만 아니라 의사에게 방문하는 주요 원인이기 때문"이라는 것이다. 이는 다시 말해, 혈압 강하제가 제약회사와 병원에게 큰 돈벌이가 된다는 뜻이다.

고혈압 치료제의 연간 판매액은 100억 달러 이상으로 추정된다. 많은 고혈압 환자가 경계역 내지 경미한 범위로 추정되는데, 당국에서 권장하는 비약물 치료를 할 경우 의사들 스스로 상당한 손해를 볼 뿐만 아니라 제약회사 역시 연간 50억 달러 이상의 손실을 보게 된다.

우리나라의 경우, 2007년 현재 혈압약 판매고가 1조 원을 넘어섰다. 9조 원대의 국내 의약품 시장에서 단일 품목으로 1조 원 이상의 판매고를 올린 것은 처음 있는 일이다.

앞으로 차근차근 고혈압에 관해 우리가 몰랐던 사실들을 이야기하겠다. 그리고 고혈압의 원리와 치료 과정, 약의 진실을 알아볼 것이다. 진실에 가까이 다가갈수록 당신은 혈압약을 끊어야 하는 명분을 확실히 갖게 될 것이다.

02 환자 수를 늘리려는 제약회사의 음모

세상을 속속들이 들여다보고 있자면 참으로 우스운 일들을 곳곳에서 발견할 수 있다. 그중에서 한의사인 나의 눈에 가장 크게 들어오는 것은 고혈압에 대한 의료 업계의 반응이다.

본디 고혈압은 바이러스의 침투나 악성종양의 발생과는 사뭇 다른 양상으로 진행되는 질병이다. 이 말의 뜻은 병에 걸렸는지 아닌지를 가르는 절대적 기준이 존재하지 않는다는 의미다. 즉 바이러스는 현미경으로 관찰할 수 있고, 종양의 발생 여부 역시 MRI나 PET 검사를 하면 확인할 수 있다. 그런데 혈압은 하루 중에도 여러 번 오르고 내리면서 고혈압이었다 정상이었다를 반복하면서 인체를 조율하니 '고혈압에 걸렸다'라고 표현하기도 애매한 면이 있다.

점점 폭이 넓어지는
고혈압의 기준 범위

고혈압이냐 정상 혈압이냐를 진단할 때 기준으로 삼는 것이 '혈압의 절대수치'다. 그런데 역사적으로 보면 이상하게도 그 수치는 점차 하향 조정되었다.

1900년대 초반, 독일에서는 수축기 혈압 160mmHg 이상이거나 이완기(확장기) 혈압 100mmHg 이상인 경우를 '고혈압'이라 진단하고 치료했다. 이 시기에 독일 내 고혈압 환자는 700만 명이었다. 그런데 1974년에 독일 고혈압퇴치연맹이 설립되고 '수축기 혈압 140mmHg 이상이거나 이완기 혈압 90mmHg 이상(앞으로 혈압 수치는 140/90mmHg 식으로 표기한다)'이라는 새로운 진단 기준 수치를 권고한 뒤로 갑자기 고혈압 환자의 수가 2,100만 명으로 늘어났다. 이는 곧 혈압약을 먹어야 하는 대상이 3배나 늘어났다는 것을 의미한다. 당시 고혈압퇴치연맹의 후원자들은 대부분

mmHg는 어떻게 읽을까?

mmHg는 혈압을 나타내는 단위로서 '밀리미터수은주(milimeters of mercury)' 또는 '토르(torr)'라고 읽는다. 1mmHg는 1torr와 같고, 물 1cm²에 작용하는 압력을 나타낸다. 이것은 1cm²의 면적에 1mm의 수은기둥이 나타내는 압력과 같다.

제약회사 관계자들이었다.

2003년 5월에 개정 발표된 미국 합동위원회(JNC)의 제7차 보고서는 고혈압의 정상 범위를 더욱 낮추었다. '고혈압 전 단계'를 도입해 정상 범위에 속해 있던 수축기 혈압 130~139mmHg, 이완기 혈압 85~89mmHg도 고혈압 진행 가능성이 정상인보다 2배 높다고 하면서 고혈압 관리 대상에 포함했다. 이런 현상을 지켜본 미국의 양심 있는 일부 의사들은 "지금처럼 계속 수치가 하향 조정된다면 세 살짜리 아이도 혈압약을 먹어야 할지 모른다"라며 실소를 금치 못하고 있다. 실제로 최근 미국의 한 혈압 측정 권고 지침에는 이러한 문구까지 등장했다.

"모든 3세 이상 어린이는 혈압을 집단적으로 검진하는 것이 바람직하다."

끔찍하지 않은가! 이는 미국이나 독일에 국한된 얘기가 아니다. 전 세계적인 추세로, 고혈압의 기준 범위는 지속적으로 확장되고 있다.

고혈압 마피아들의
횡포

일부 의사들은 "고혈압의 범위를 점차 넓히는 주체는 다름 아닌 '고혈압 마피아'"라고 확신한다. '고혈압 마피아'란 계속해서 정상 혈압 범위 수치를 낮추고 또 더 낮추도록 압력을 넣는 소수의 학계 권위자들을 말

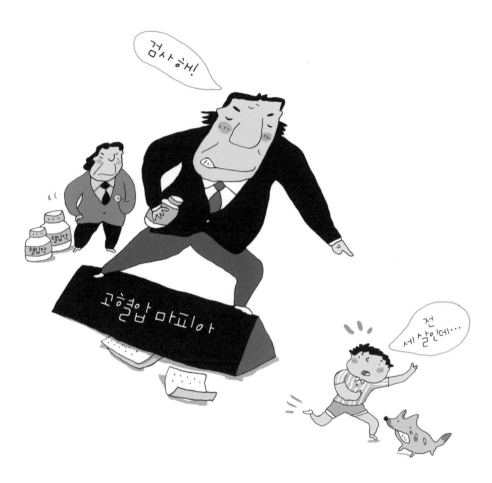

혈압약 판매로 이익을 늘리는 데 혈안이 돼 있는 고혈압 마피아들은
세 살짜리도 혈압 측정 대상에 포함시킬 것을 주장하고 있다.

한다. 이들이 그렇게 하는 이유는 단 한 가지, 약의 판촉을 위해서다.

약의 판매량을 늘리는 가장 손쉬운 방법은 약을 먹어야 하는 사람을 늘리는 것이고, 그러기 위해서는 자신이 건강하다고 느끼는 사람들까지 약의 소비자로 만들어야 하기 때문이다. 특히 '고혈압 진단'은 한 사람을 '평생 고객'으로 만들 수 있는 강력한 판촉 행위인 것이다.

이는 환자나 사회 차원에서도 아주 심각한 문제다. 학계 권위자가 개입했으니 환자나 일반인은 신뢰할 수밖에 없을 것이고, 환자가 많아질수록 의료비가 점차 높아지는 결과를 가져올 것이기 때문이다.

제약회사의 작전에
중요한 과학적 데이터가 무용지물이 되다

2002년 〈미국의사회지〉에는 혈압약에 대한 획기적인 연구 결과가 실렸다. 지난 8년간 3만 4,000명을 대상으로 한 대규모 연구 ALLHAT을 통해 '이뇨제(thiazide)가 혈압 강하 작용, 치료율, 예방율이 가장 높고 합병증은 가장 낮다'고 밝혀진 것이다. 이전까지 제약회사에서는 이뇨제에 대해 '뇌졸중을 예방하는 효과는 있으나 심부전 등 심장병을 막는 능력은 가장 취약하다'고 강조해왔었다. 그러나 ALLHAT 연구 결과 고혈압 환자에게 잘 발생한다는 협심증이나 심근경색 등을 예방하는 것은 이뇨제나 칼슘길항제나 안지오텐신전환효소억제제(ACE억제제)가 거의 동일하지만 심부전과 같은 합병증을 예방하는 효과는 오히려 이뇨제가 훨씬 높다는 사실이 입증되었다. 즉 제약회사에서 강조한 내용과 정반대의 결과가 나타난 것이다.

결과가 발표되었을 당시 이뇨제보다 새로 나온 안지오텐신I전환효소억제제(ACEI억제제)나 칼슘길항제가 월등히 많이 처방되고 있었다. 만일 새로운 연구 결과에 따라 이뇨제가 임상에 적용될 경우 전 세계 사람들은 고혈압 치료비로 수십억 달러를 절약할 수도 있었으며, 보험 재정에 막대한 공헌을 하게 될 터였다.

그러나 ALLHAT의 연구 결과에도 불구하고 의사들은 고혈압 환자들에게 새롭고 비싼 약을 처방했다. 왜냐하면 과학적 결과나 증거보다도 판매사원에서부터 텔레비전 광고에 이르기까지 거대한 제약회사의 판촉망이 의사들에게 더 많은 영향을 미쳤기 때문이다. 그 결과 ALLHAT의 연구 결과는 2002년에 처음 발표되었을 때 잠깐 반응이 있다가 곧 사그라들었다. ALLHAT의 연구 결과가 발표된 다음 해인 2003년에 제약회사 화이자(pfizer)는 거의 50억 달러에 육박하는 '노바스크'를 판매했고, 이 약은 혈압약 가운데서 가장 많이 팔리고 전 세계적으로 네 번째로 많은 수입을 올리는 약이 되었다.

영국의 의학 잡지 〈브리티시 메디컬저널〉의 한 기사에 따르면 화이자는 자신들에게 불리한 ALLHAT의 연구 결과를 의사들이 관심을 갖지 못하도록 조치를 취했다고 한다. 예컨대 화이자의 한 관계자는 샌프란시스코에서 열린 학술대회에서 ALLHAT의 연구 결과를 발표한다는 것을 알고 당시 학술대회에 참가한 국제적 심장 전문가들이 그 발표를 듣지 못하도록 관광 일정표를 편성했다. 화이자의 내부 메모에서는 이 같은 계략을 성사시킨 동료를 축하하는 문구도 발견되었다.

"좋은 소식은 우리 꾀돌이들이 화이자를 다시 한 번 엿먹이려는 연구 결과 발표를 듣지 못하게 핵심 전문가들을 관광을 보냈다는 점이야."

이렇게 해서 중대한 과학적 데이터는 무용지물이 되었다.

우리나라의
혈압약 복용 통계

미국의 의료제도를 답습한 우리나라도 제약회사의 음모에 휘둘리긴 마찬가지다. 우리나라의 경우, 9조 원대의 국내 의약품 시장에서 단일 품목으로 혈압약 판매고가 1조 원을 넘어선 것은 2007년의 일이다.

2020년 현재 고혈압 환자가 1,200만 명으로 추정되며, 건강보험 총지출에서 약제비가 4조 원을 넘어서고, 전 세계 고혈압 환자는 약 12억 명으로 추산하고 있다.

2003년 정상 혈압의 범위가 130mmHg 미만/85mmHg 미만에서 120mmHg 미만/80mmHg 미만으로 낮춰진 것도 고혈압 치료제 시장이 커진 원인의 하나다. 여기에 고혈압 환자 증가를 겨냥한 제약 업계의 신약 출시 및 마케팅이 주효했다는 분석이다.

한국화이자의 고혈압 치료제 '노바스크'는 2004년에만 국내에서 1,300억 원 대 매출을 올려 고혈압 치료제의 대명사로 불렸다. 국내 제약사들이 2004년 노바스크의 주요 성분(암로디핀)을 개량한 제품을 대거 쏟아내면서 노바스크의 아성은 급속히 무너졌다. 한미약품의 '아모디핀'은 출시 2년을 갓 넘긴 지난해 500억 원어치를 팔았다. 종근당, CJ, SK제약 등도 암로디핀을 개량한 고혈압 치료제를 출시해 총 수백억 원의 매출을 올렸다. 그 결과 노바스크는 지난해 1100억 원을 기록한 '사노피-아벤티스'의 항혈전제 '플라빅스'에 국내 매출 1위 제품의 자리를 내줬다. 2005년부터는 노바스크와 같은 칼슘길항제 계열과 작용 메커니즘이 다른 고혈압 치료제들이 출시돼 시장이 확대되는 추세다. 아타칸(아스트라제네카), 디오반(노바티스), 올메텍(대웅제약) 등이 대표적인데 모두 안지오텐신수용체차단제(ARB) 계열이다. 칼슘길항제 계열이 40%에 달하는 점유율을 보이지만 성장률은 한 자릿수로 더딘 편이고, 점유율 30%로 치고 올라온 안지오텐신수용체차단제 제제는 연평균 30%씩 늘고 있다.

노벨평화상을 수상하고 세계적인 심장내과 의사인 버나드 라운은 이러한 우리나라의 상황을 가리켜 이렇게 말했다.

"한국의 의료제도는 미국을 모델로 출발했다. 내가 알기로 한국은 세계에서 약제비가 가장 높은 나라다. 한국의 건강보험 총지출에서 약제비가 차지하는 비율은 30%를 넘는데, 약제비의 비율이 높다는 비판이 제기되는 미국에서조차 10%에 불과한 것과 비교된다."

우리나라에서 의료비로 인한 경제적 문제는 점점 더 심각해지고 있으며, 이러한 문제들을 어떻게 다루는가에 따라 국민들의 건강뿐만 아니라 사회적 안녕도 큰 영향을 받게 된다. 미국의 의료제도를 답습한 전문과목 중심의 진료, 고도의 의료장비 중심의 병원 진료는 엄청난 재정적 부담을 안게 되므로 사회의 다른 부문에 투자할 재원을 잠식하는 결과를 초래하게 될 것이다.

신종 바이러스나 듣도 보도 못한 전염병이 생겼다면 이전의 질병을 치료할 때와는 전혀 다른 대책을 세워 환자를 치료하기 위해 노력해야 한다. 하지만 혈압은 그것과는 다른 문제다. 100년 전이나 50년 전이나 지금이나 사람의 심장과 혈관의 작동 원리, 혈액의 흐름은 변한 것이 없는데 고혈압의 기준 범위는 왜 점차 확장되어야 하는가 말이다. 이에 대해서 숨김없이 그리고 제대로 설명할 수 있는 의사나 제약회사가 얼마나 있을지 궁금할 뿐이다.

03 의료 권력의 영향력은 상상을 초월한다

    세계의 의료를 관장하고, 전 세계의 경제를 좌지우지하는 '의료 권력'은 국민들의 건강과 한의학의 우수성은 안중에 없이 '돈이 되는 사업이 하나 더 늘어났으므로 기존의 의료 권력 내에 한의학을 편입'시키는 것을 우선시한다. 그리고 자본가들은 서양의학 의사의 전문적 판단을 중요시하고, 다양한 기기와 병원·연구소·신약개발 등의 방법을 동원한 서양의학이 자본 축적에 더 용이하다고 믿고 있다. 환자의 생활습관이나 인체의 자연치유력을 중요시하는 한의학이 만성질환 치료에 훨씬 효과적임에도 불구하고 실리적인 수익이 적기 때문에 서양의학을 의료 산업의 중심에 두는 것이다.

    의료 권력이 미치는 영향은 대단히 광범위하다. 의료 권력은 전 세계보건의료의 활동을 관장하는 세계보건기구(WHO), 세계적으로 우수한 과학자들의 연구비를 통제하는 미국의 국립보건원(NIH), 동아시아 의료 정책을 '약의 정치'로 교묘히 조종하는 다국적 제약회사 등은 말할 것도 없거니와 동아시아 의료 시장에 적극 개입하고 있는 세계무역기구(WTO), 동아시아의 경제적 위기를 관리하는 국제통화기금(IMF) 등에까지 영향을 미치고 있다. 한의학을 비롯한 각 나라의 전통의학도 의료 권력이 관장하고 있다고 볼 수 있다.

만성질환을 '돈이 되는' 방식으로 관리하고 있다

만성질환을 한의학으로 치료하면 국민의 건강과 나라의 재정도 점점 개선된다. 하지만 만성질환인 고혈압, 당뇨병, 암 등의 치료를 한의학으로 하는 사람은 적다. 한의학계의 준비 부족 탓도 있지만, 무엇보다 한의학은 의료 권력에 경제적으로 도움이 적기 때문이다. 세계 의료를 관장하고, 전 세계의 경제를 좌지우지하는 의료 권력들의 목적은 인체의 건강이나 인류의 건강이 아니다. 그들은 의학을 활용해 수익을 챙기는 것이다.

한의학은 환자의 생활습관이나 인체의 자연치유력을 더 중요시하니 굳이 근대적 병원이라는 하드웨어가 필요 없고, 한약은 대량 생산이 불가능하고 특허도 불가능해 특별하게 폭리를 취하거나 거대한 돈을 만들기가 쉽지 않다. 반면 서양의학은 거대한 기계나 장비로 검사한 결과치를 의사의 전문적 지식으로 진단하고, 다양한 기기나 병원·연구소·약물 등의 방법이 동원되니 자본 축적은 물론 의료 권력이 끼여들 여지가 많다. 그 결과 서양의학식 만성질환 치료 시스템이 전 세계적으로 정착된 것이다.

전통의학을 그들의 방식으로
해체, 활용하고 있다

서양의학이 주축인 의료 권력이 21세기 의학을 구축하는 방식은 전통의학을 중시한 19세기와는 근본적으로 다르다. 대체의학·통합의학이라는 이름으로 한의학 같은 전통의학을 점진적으로 포괄하는 듯하지만 전통의학과 서양의학을 여전히 구분하고 있으며, 한의학에 서양의학적 개념·이론·방법을 도입해 의료 권력의 기전 안에서 관리하고 있다.

이렇게 의료 권력은 한의학의 생명관, 치료 방법, 고유한 이론을 자신들의 과학적 개념, 방법, 이론들로 해체하고 있다. 결론적으로 한의학과 같은 전통의학마저 의료 권력의 범위를 더욱 확대하고 그들 제국을 재생산하는 데 활용하고 있는 것이다.

자연치유력 회복을 통한 질병 치료엔
전통의학이 더 우수

히말라야 산맥 고지대에 있는 인도의 다람살라는 티베트 망명 정부가 들어선 곳으로, 티베트 불교 문화의 중심지로서 티베트 전통불교인 라마교의 법왕 달라이 라마가 거주하고 있다. 이곳 사람들은 서구의 사고에 오염되거나 서구의 교육을 받지 않은 것으로 알려져 있다. 그들에게 질병에 관해 물으면 거의 모든 사람이 이렇게 대답한다.

"서양의학은 응급·급성질환에 유리하고, 고혈압·당뇨병·암 등 만성질환은 당연히 전통의학인 티베트 의학으로 치료해야 한다."

서구화된 나라의 사람들은 대부분 '서양의학은 한의학이나 티베트 의학과 같은 전통의학보다 좋은 치료법이다'라고 착각하고 있는 것이 현실이다. 심지어 전통의학을 '객관적으로 검증되지 않았고, 과학적으로 증명되지 않아 믿을 수 없다'라고 생각한다.

서양의학의 약물들은 고작해야 수년 또는 수십 년 사용된 데 반해, 전통의학은 수천 년의 역사와 전통을 가지고 한 사람 한 사람의 고유한 특성과 질병의 원인을 참고하여 진단하고 치료하는 '개인 맞춤 치료'를 하는데도 말이다. 수십 년의 지식이 수천 년의 지혜를 무시하는 아이러니한 상황이 벌어지고 있는 것이다.

한의학 체계의 장점 중 하나는 환자들을 각자 고유한 개인으로 진단하고 그에 맞는 처방을 내리는 것이다. 그리고 육체와 정신, 감정, 환경을 서로 분리될 수 없는 것으로 보고 통합적으로 인체와 질병을 분석하고 치료한다. 흔히 볼 수 있는 감기, 독감, 중이염과 같은 아동질환은 의사에게 치료하기 전에 기다리기만 하면 10명 중 9명은 스스로 회복된다. 물론 인체의 자연치유력과 상관없이 전문가의 도움이 필요할 때도 있다.

의학에는 도움이 되는 면과 위험한 면이 모두 있음을 인식해야 한다. 질병 치료에서 인체의 기능과 자연치유력을 인정하고 받아들이는 자세가 필요하다.

04 현명한 의료 소비를 위한 고혈압 기초 상식들

　이번에는 '혈압의 원리'에 대해 알아보자. 혈압은 무엇이고 고혈압은 어떤 상태를 말하는지, 인체의 전반적인 혈액순환과 어떤 연관이 있는지, 평생 약을 먹어야 할 정도로 심각한 질병인지 아닌지를 알아보자. 그래야 의료 소비자로서의 권리를 충분히 행사할 수 있지 않겠는가.

혈압은 생명 유지를 위한
자연스러운 인체 현상

　'혈압'이란 혈관 벽에 가해지는 혈액의 압력이다. 혈압은 우리 몸 전체에 혈액을 공급하기 위해 심장이 피를 뿜고 받아들이는 압력이다. 심장은 1분에 70~80회 정도를 뛰면서 산소로 꽉 찬 신선한 피를 온몸에 배달한다. 온몸을 돌아다니면서 산소를 소모한 묵은 피는 정맥을 타고 심장으로 들어온다. 심장은 그 피를 폐로 보내 산소를 다시 공급받게 한다. 산소를 공급받은 신선한 피는 심장을 통해 또다시 온몸으로 보내진다. 이러한 현상을, 피가 몸 안을 빙빙 돈다고 해서 '혈액순환'이라고 한다.

이때 심장은 마치 펌프질을 할 때처럼 수축하여 온몸으로 혈액을 밀어올려 짜내는데, 이때 압력이 수축기 혈압, 즉 최고 혈압이다. 반대로 심장은 혈액을 충분히 받아들이는 작용도 하는데, 이때 작용하는 혈

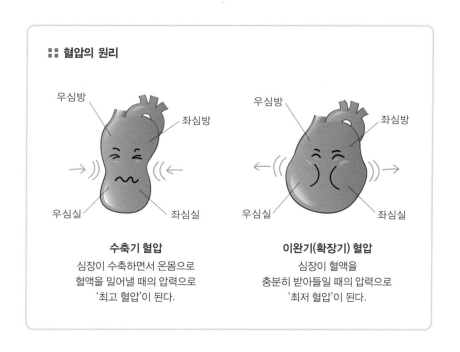

∷ 혈압의 원리

우심방   좌심방

우심실   좌심실

수축기 혈압
심장이 수축하면서 온몸으로
혈액을 밀어낼 때의 압력으로
'최고 혈압'이 된다.

우심방   좌심방

우심실   좌심실

이완기(확장기) 혈압
심장이 혈액을
충분히 받아들일 때의 압력으로
'최저 혈압'이 된다.

압이 바로 이완기(확장기) 혈압, 즉 최저 혈압이다.

이처럼 심장은 혈액을 밀어올려 짜내고 받아들이는 수축과 이완 기능을 통해 혈압을 유지한다. 그러니까 심장이 온몸에 피를 보내고 받아들이는 과정에서 일정한 '압력'이 형성되며, 이 압력이 최고와 최저를 끊임없이 반복하고 있다. 이 과정에서 생기는 압력의 차이는 인체에 생명이 붙어 있는 한 지속되는 자연스러운 현상이라고 할 수 있다.

수축기 혈압과 이완기 혈압의 정상적인 차이는 40mmHg 정도다(50~60mmHg 이상 차이가 나도 괜찮다). 예를 들어 120/80mmHg, 110/70mmHg, 116/76mmHg 등 수축기와 이완기 혈압의 차이가 40 정도인 까닭은 바로 이 때문이다. 이 압력은 유리 대롱을 통해 수은을 수직으로 40mm 올려보낼 수 있는 압력을 말한다.

그렇다면 고혈압은 어떻게 생기는 것일까?

고혈압은 혈액순환 정상화를 위한 인체 현상

평소에 우리 몸은 '정상 압력'으로 몸이 원하는 혈액을 충분히 공급할 수 있다. 그런데 어떤 요인이 발생해 정상 압력만으로는 몸에 충분히 혈액을 공급할 수 없는 상황에 처하면 기존의 혈액순환을 유지하기 위해 압력을 좀 더 높인다. 이러한 현상을 고혈압이라고 한다.

고혈압은 인체 내외적 환경의 변화에 따라 혈압이 자동으로 조절되지 못하고 지속적으로 높은 상태다.

이런 측면에서 봤을 때 고혈압은 그 자체가 질병이 아니라 인체의 혈액순환을 기존대로 유지하려는 '인체의 항상성'이라고 볼 수 있다. 배가 고프면 꼬르륵 소리를 내서 음식을 먹게 하고, 몸의 에너지가 떨어지면 피곤을 느껴 잠을 자게 하려는 작용과 별반 다를 것이 없다. 이러한 현상들도 인체의 항상성을 유지하기 위한 것이기 때문이다.

내게 적절한 혈압 수치 알아보기

정상 혈압 = 자기 나이 + 90mmHg

*연령대별 정상 혈압 수치   (단위: mmHg)

연령대	정상 혈압 수치	
	최고 혈압	최저 혈압
20대	121~128	72~75
30대	124~130	75~79
40대	132~140	80~84
50대	144~150	80~91
60대	156~166	89~91
70대 이상	165~171	89~91

혈압을 조절하는
자율신경계

혈압은 주로 심박출량(심장이 1분 동안 내보내는 혈액의 양)과 혈액의 흐름에 맞서는 말초혈관의 저항에 의해 결정된다.

운동을 하면 혈액이 많이 필요하므로 저절로 심장박동 수가 증가하여 심박출량이 늘어나고 잠 잘 때는 혈액이 적어도 되므로 심장박동 수가 감소하여 심박출량이 줄어든다. 이같이 인체의 내외적 환경에 따른 심장박동 수의 자동적인 변화를 조절하는 것이 자율신경계이다. 자율신경계는 혈관의 확장과 수축도 조절한다.

교감신경이 항진되면 심박출량이 늘어나고 말초혈관이 수축되어 혈압이 높아진다. 교감신경이 이완되면 그와 반대의 상태가 되어 혈압이 낮아진다. 이처럼 교감신경은 혈압의 조절에 깊이 관여한다.

혈압은 하루에도 수시로 변한다. 건강한 사람은 운동할 때나 긴장했을 때 일시적으로 혈압이 올랐다가 잠시 후 정상으로 돌아온다. 그러나 이런 자연스러운 혈압의 변동과 관계없이 만성적으로 혈압이 높은 경우가 있다. 이것이 '고혈압' 증상이다.

고혈압의
전조증상들

고혈압은 심장이나 동맥 속을 흐르는 혈액의 압력이 높아진 상태이므로 여러 가지 전조증상이 나타날 수 있으나 증상을 느끼는 사람보다 못 느끼는 사람이 더 많다. 일반적으로 나타나는 전조증상은 '머리가 무겁고 두통이 생긴다', '어깨나 목덜미가 뻣뻣하고 아프다', '수족 마비가 생긴다', '전에 없던 귀울림이 있다', '현기증이 난다', '가슴이 막히듯이 답답하다', '맥박이 빨라진다' 등이다.

두통이나 두중(머리가 무겁고 수건으로 단단히 동여맨 듯한 증상)은 고혈압과 직접 연관이 없는 경우가 더 많다. 혈압이 높아지면 머리로 가는 혈관이 매우 팽팽해져 머리가 아플 수는 있다. 만일 통증이 심해지거나, 특히 귀뒤(풍지혈)의 통증이 극렬하게 심해지면서 구역질을 하거나 토하면 혈압과 관계 없이 전문의의 치료를 받아야 한다.

현기증 중에서도 고혈압으로 인한 어지럼증은 그저 어지러울 뿐 평형 감각을 잃고 쓰러질 정도는 아니다. 평소 혈압이 높아서 중풍으로 쓰러질지 모른다고 생각하는 사람은 강한 위기의식 때문에 실제 이상으로 심한 어지럼증을 느끼게 된다.

수족 마비는 고혈압이 아니어도 손끝이나 발끝이 마비되는 사람은 많다. 이러한 증상은 고혈압 때문이 아니라 일시적인 현상일 경우가 더 많다. 하지만 고혈압인 사람은 아침에 눈을 떴을 때 손끝이 마비가 된다든지, 간혹 손발 끝에 마비가 오면 더 크게 불안해한다. 고혈압과 밀접한 마비 증상은 가벼운 언어 장애나 운동 장애, 의식불명이 동시에 생긴다. 그것도 장기적으로 나타나며 심해지면 반신불수로 발전한다.

고혈압의
다양한 원인들

그렇다면 혈압을 높이는 근본적인 원인은 무엇일까? 혈압을 높이는 근본적인 원인은 셀 수 없을 만큼 많다. 혈액이 탁하거나, 체온이 저하되거나, 심장의 기능에 이상이 생겨 혈액순환이 잘되지 않을 수도 있고 혈관에 문제가 있을 수도 있다. 인체의 특정 장기에 문제가 생겨 이것이 연쇄 반응을 일으키고 결과적으로 혈압을 높일 수도 있다.

■ 고혈압은 유전병이다?

많은 사람들이 고혈압을 유전병이라고 생각한다. 이에 대해 "유전 확률은 제로(0)예요"라고 말하고 싶지만 그럴 수가 없다.

고혈압이 유전될 확률에 대한 연구 결과에 따르면, 고혈압이 유전될 가능성은 30~60% 정도이다. 하지만 유전인자가 고혈압에 결정적인 영향을 미친다는 그 어떤 과학적인 근거도 아직 발견되지 않았다.

- 부모가 모두 고혈압인 경우 ➡ 자녀의 고혈압 확률은 60% 정도이다.
- 부모 중 한쪽은 정상, 다른 한쪽이 고혈압인 경우 ➡ 자녀의 고혈압 확률은 30% 정도이다.
- 부모 중 한쪽은 고혈압, 한쪽은 저혈압인 경우 ➡ 자녀의 고혈압 확률은 30% 정도이다.

위의 결과에 따르면 유전인자와 고혈압이 어느 정도 연관성이 있어 보인다. 그러나 엄밀히 말하면, 고혈압이 유전적 요소에 지배를 받아서라기보다는 고혈압이 될 환경(생활습관) 등을 부모에게 이어받아서라고 보는 편이 더욱 타당하다.

■ 고혈압은 체질적으로 약한 장기를 보호하기 위해 생긴다

고혈압은 체질적인 특성과 생활습관에 따라 원인이 다르다. 고혈압의 원인이 어떤 이는 신장에서, 어떤 이는 심장에서, 어떤 이는 비위인 소화기 계통에서, 어떤 이는 혈관의 노화, 혈액이 탁해서 생길 수 있다.

이는 약하게 태어난 장기나 기관이 고혈압을 일으키는 주된 원인이 될 수 있음을 말해준다. 누구나 약한 장기와 강한 장기의 편차를 지니고 태어난다. 인체는 약한 장기를 보호하기 위해 그 장기로 기혈을 많이 흘려보내서 항상성을 유지한다. 즉 인체를 질병으로부터 보호하기 위해 약한 장기에 혈액을 빠른 속도로 많이 공급하는데, 이 과정에서 혈압이 높아질 수 있다. 혈압이 생명을 지키려는 현상인 것이다.

약한 장기는 고혈압뿐만 아니라 모든 질병의 주요 원인이 될 수 있다.

■ 음주와 흡연은 혈압을 높이는 원인이 된다

담배를 피우면 말초혈관이 수축해서 혈압이 올라간다. 담배를 피우는 기간이 늘어날수록 '만성 일산화탄소 중독'이 되고 동맥경화가 일어난다. 그리고 뇌졸중이나 협심증, 나아가서는 심근경색증을 일으키는 원인이 된다. 이는 담배에 함유된 니코틴이 교감신경을 흥분시키기 때문이다. 교감신경이 흥분하여 몸이 긴장 상태가 되면 혈관이 수축하든지, 아드레날린 등 혈압을 상승시키는 물질의 분비가 많아져 결국 혈압이 오르는 것이다.

일반적으로 알코올을 적당량 마셨을 경우에는 혈압이 내려가지만, 소량을 마셔도 맥이 빨라지고 가슴이 울렁거리며 얼굴빛이 창백해지는 사람은 혈압이 오르는 수도 있다.

술을 마실 때는 알코올 함량과는 별도로 칼로리에도 유의해야 한다. 알코올 1g은 7kcal의 열량을 낸다. 순한 맥주 1병이 100kcal이며, 도수가 높은 술일수록 칼로리가 고도로 농축되어 있다. 예를 들어 청주 1잔(180ml)과 밥 1공기는 대체로 칼로리가 같다. 칼로리의 과잉 섭취가 비만을 가져오므로, 과한 음주가 비만을 부르고 결국 고혈압을 부르게 된다.

안주도 비만의 원인이 되므로 주의해야 한다. 술안주는 대체로 짜고 기름지고 매운 편이다. 안주를 많이 먹으면 염분의 과다 섭취로 혈압이 올라가고 뇌졸중이 생길 수 있다.

고혈압이 있다면 혹은 예방하고 싶다면 술은 적당히, 담배는 아예 끊는 것이 좋다.

■ 실내외 온도차가 크면 혈압에 영향을 준다

요즘 사람들은 한겨울에도 실내온도를 20℃ 이상으로 난방을 한다. 따뜻한 실내온도 자체는 고혈압 환자에게 문제가 되지 않지만, 외부와의 온도 차이가 클 경우에는 혈압에 나쁜 영향을 준다.

예를 들어 따뜻한 실내에 있다가 갑자기 영하의 온도에 노출되면 말초혈관이 수축하고 땀구멍이 막혀 외기(외부 환경의 기 변화인 온도·습도·기압·풍량)와 내기(인체 내부의 환경 변화인 온도·습도·기압·풍량)에 혼란이 생긴다. 그러면서 혈압이 크게 올라간다. 경우에 따라서 200mmHg 이상으로 급격하게 올라가기도 한다.

■ 배변 시의 압력이 혈압을 높일 수 있다

배변 시에도 혈압은 200mmHg 이상이 된다. 옛날에는 쪼그리고 앉아서 배변을 했으므로 힘이 다리로 분산되어 혈압이 위로 상승하는 것을 막았다. 하지만 요즘에는 좌변기에서 배변을 하려고 몸의 아래쪽에 힘을 주게 되어 그만큼의 반작용으로 힘이 머리 쪽으로 올라간다. 이럴 때 심하면 최고 혈압이 200mmHg 이상으로 올라간다.

■ 20대 시절의 성격이 고혈압에 영향을 준다

성격도 혈압에 적잖은 영향을 미친다. 미국 노스웨스턴대학교 연구팀이 미국의학협회에 발표한 연구 논문에 따르면 10대 후반에서 20대에 참을성이 부족하고 적대감이 심한 사람들이 30~40대에 고혈압이 될 확률이 84%로 나타났다. 이는 그렇지 않은 사람보다 2배 정도 높은 수치다.

■ 고혈압은 체격, 체중과 관련이 있다

미시건대학의 의사 앨러 웨더와 그의 동료 니콜라스 쇼오크는 음식 속에 포함된 다량의 염분을 섭취해서 고혈압에 걸렸다고 보지 않고, 운동 부족과 고칼로리의 음식 섭취로 점점 커지는 몸을 유지하기 위해 혈압이 높아졌다고 분석했다. 또한 성장이 최고조에 달하는 청소년기에 혈압을 증가시키는 어떤 메커니즘이 있을 것이라고 생각했다. 원시 환경에서는 먹을거리가 부족하고, 운동량이 많고, 비교적 사람들의 체구가 작았기 때문에 혈압의 수치도 작은 몸집에 맞도록 조절되었을 것이라는 게 그들의 주장이다.

그러면서 "혈압은 혈관, 모세혈관의 길이와 관계가 있으므로 체중만 조절해도 혈압은 저하된다"고 말했다.

■ 고혈압은 스트레스와 관련이 깊다

심장의 활동이나 혈압은 자율신경에 의해서 통제되므로 인위적으로 조절할 수 없다. 교감신경이 항진되면 수축력과 심박출량이 증가해 혈압이 상승한다. 부교감신경이 항진되면 혈압은 하강하게 된다. 누구나 화를 내면 혈압이 상승하고, 오랫동안 긴장해 있거나 초조하고 불안한 생활이 지속되면 혈압은 상승하고, 평상심을 되찾고 안정이 되면 혈압은 정상이 된다.

혈압은 자율신경계에 의해서 결정되므로 교감신경이 항진되는 생활을 하면 당연히 상승한다. 교감신경이 항진되는 생활인 긴장을 하거나 스트레스를 많이 받거나 불안한 생활이 지속되면 인체는 자연스럽게 혈압을 상승시켜 인체를 조율하기 때문이다. 그러니 혈압약을 사용하면 일시적으로 혈압은 내려가지만 '교감신경의 긴장'이라는 근본 원인은 제거되지 않기 때문에 아무리 오랜 기간 약을 먹어도 근본적인 치유로 이어지지 않는 것이다.

혈압약보다는
원인 제거가 우선

　이렇게 원인을 하나씩 살펴보니 어떤 생각이 드는가? 우선, 고혈압을 유발하는 요인이 상당히 많고 다양하다는 생각이 들 것이다. 그리고 고혈압을 바라보는 새로운 관점이 샘솟지 않는가. 즉 고혈압은 어떤 특정한 원인이 유발한 결과일 뿐이지 그 자체가 병은 아니라는 사실 말이다. 그렇다면 혈압이 높다는 이유로 혈압약을 바로 먹을 것이 아니라 혈압을 높이는 원인들을 하나씩 제거하다 보면 정상 혈압을 회복할 수 있지 않을까 하는 기대감도 생길 것이다.

　이는 결코 소망이나 꿈이 아니다. 내가 30여 년간 고혈압을 혈압약 없이 치료해오면서 눈으로 확인한 사실이다. 술과 담배가 문제라면 술·담배를 줄이거나 끊으면 되고, 특정 장기에 이상이 있다면 장기에 생긴 문제부터 개선하면 된다. 혈관에 문제가 생겨 혈액순환에 이상이 생겼다면 운동과 식사법으로 혈관부터 깨끗하게 청소하면 된다. 이렇게 '근본 원인'부터 하나씩 개선하면 혈압은 자연스럽게 정상을 되찾을 수밖에 없다. 혈압약 없이도 말이다.

고혈압의 근본 치유를 위한
생각의 전환이 필요

《기적의 니시 건강법》의 저자인 와타나베 쇼는 "심각하게 이제는 병에 대한 사고방식을 근본적으로 바꿀 필요가 있다. 우리는 모두 스스로 병을 고치는 힘을 가지고 있으므로, 이 힘을 생활 속에서 객관적으로 적용시키는 것도 중요한 일이다. 그러기 위해서는 영양, 운동, 정신작용 등 생활 전반에 걸쳐서 건강한 생활을 해나가야 한다. 병은 약으로 낫는 것이 아니라 스스로의 생명력으로 나을 수 있으며, 스스로 병을 고치는 힘을 자연치유력이라고 한다. 현대 서양의학의 근본적인 결함은 이 자연치유력을 무시하는 것이다"라고 지적한다.

와타나베 쇼의 말처럼 서양의학이 질병의 근본 원인을 치료하지 못하는 이유는 질병을 바라보는 관점에 문제가 있기 때문이다. 사람마다 면역력, 자연치유력은 달라서 질병이 생기는 방식과 나타나는 증상도 다른데 서양의학은 세균이나 유전자가 질병 발생의 원인이며 인체는 복잡한 기계와 비슷하다고 본다. 대부분의 질병은 전적으로 박테리아나 바이러스의 침투에 의해 발생한다는 것이다. 그러나 한의학은 세균이 문제가 아니라 몸 자체가 질병의 주체이자 객체라고 보고 자연치유력과 면역력을 끌어올림으로써 질병의 원인을 근본적으로 치유한다.

인체의 메커니즘을 생각하면 질병을 예방하고 치료하는 데 무엇보다 우선시되어야 하는 것은 인체의 자연치유력을 극대화시키는 것이다. 생활습관이 건강하지 못하거나 인체가 다양한 화학물질(독소)에 오염되면, 인체는 혈관 벽에 독소, 노폐물 등의 오염물질을 침착시켜서 혈액을 정화하고자 한다. 그런데 오염물질을 혈관 벽에 침착시키는 데도 한계가 있다. 혈관 벽이 두꺼워지기 때문이다. 이때 인체의 자연치유력은 오염된 혈액을 출혈시켜 혈관 밖으로 보내거나 한 부분에 모아 굳힘으로써 나머지 혈액을 정화시키는 역할을 한다. 출혈과 혈전은 형태만 다를 뿐 '혈액 정화'라는 인체의 필요에 의한 현상이다. 이외의 인체에서 일어나는 다양한 증상들 역시 인체의 필요에 의한 것이다.

질병을 근본적으로 치료하는 것은 질병의 원인에 대한 관점을 바꾸는 데서 시작된다. 질병의 원인을 만든 것도 자신이고 병을 고치는 것도 자신이란 자각에서 진정한 치료는 시작된다. 현대의 모든 질병의 원인을 외부 병원체의 탓으로 돌리면 근본 치유와는 멀어지게 된다.

각자에게 맞는
맞춤형 의료가 중요

서양의학은 고혈압을 진단하고 치료함에 있어 기계적인 수치에 의존한다. 과학과 기계의 수치는 절대적 진리가 아닌 참고 사항이고 조건부의 가설이다. 과학이 해결해주지 못할 경우 치료를 빨리 포기하거나 약물 남용의 늪으로 빠져 많은 부작용을 겪다가 2차 질병에 걸릴 수도 있다. 과학적 의술에 대한 지나친 믿음에서 빨리 벗어나서 자신의 질병은 스스로의 노력으로 치유해야 한다는 생각을 가져야 한다.

세계적인 면역학자인 아보 도오루 교수도 지나치게 과학적 근거에 기초해 치료하는 것에 대해 걱정을 했다.

"근래 의학계는 EBM(Evidence Based Medicine), 즉 과학적 근거에 기초한 의료를 선택하고 있다. 그 사고방식에 대해선 인정하는 부분도 있지만 너무 지나치다는 느낌이다. 과학적인 근거도 중요하지만 그것에 너무 집착하면 환자 한 사람 한 사람을 놓치게 된다. 환자 개개인의 체질, 생활습관과 생활환경 등에 관심을 가지면서 치료하는 NBM(Narrative Based Medicine, 개인 특성을 감안한 치료)가 중요하다."

개인의 특성에 맞는 치료를 해야 고혈압을 비롯한 각종 질병의 근본 치료가 가능하다. 그런 점에서 인체를 통합적으로 살펴 원인을 찾고 치료 하는 한의학이야말로 앞으로 지향해야 할, 진정 내 몸을 위한 의학이라는 확신이 든다.

집에서 엄마가 모유로 키우는 아기들과 보육기관에 맡겨져 분유로 키우는 아기들을 비교해보면 분유로 크는 아기들의 호흡기 감염률이 더 높다. 만일 이런 아기들 중 한 명이 호흡기질환에 걸렸다면 의사들은 어떻게 치료를 할까? 서양의학 의사는 호흡기 감염을 일으킨 박테리아를 없애는 약물을 들고 나타난다. 한의사는 아기들이 모유를 먹는지, 엄마와 가까이 지내지 못하거나 친밀감이 떨어져 있지는 않은지, 아기의 체질은 어떠한지를 고려해 심신을 안정시키고 면역력을 보강하는 한약을 처방한다.

이처럼 한의학과 서양의학은 질병을 바라보는 시각과 치료법 모두에서 차이를 보인다. 어느 것이 진정 내 몸을 건강하게 하는 처방인지, 조금만 생각해보면 금세 답이 나올 것이다.

열, 통증, 피부질환, 염증은 건강하기 위한 몸의 신호다

흔히 두통이 있거나 열이 나면 약을 먹는다. 그러면 몇 시간 안에 증상이 가라앉는다. 그런데 이들 증상은 왜 나타나는 것일까? 꼭 약을 먹어 그 증상을 없애야 할까? 인체를 통합적으로 살펴보면 이러한 증상들이 건강을 유지하는 데 꼭 필요한 인체 현상임을 알게 된다.

발열은 인체가 치료되는 과정에서 생기는 방어기전

발열은 인체의 면역기능을 높이는 작용을 하고 병의 원인을 몰아내기 위한 방법이다. 체온이 상승하면 병원체와의 싸움에서 유리하다. 박테리아의 번식 속도가 떨어지거나 아예 번식이 불가능해지기 때문이다. 병이 나면 어류인 물고기는 따뜻한 물로 헤엄쳐가고, 파충류인 도마뱀과 뱀은 햇볕을 쐬며, 포유동물은 열을 낸다. 이는 모두 면역기능을 높이고 병의 원인을 몰아내기 위해서다. 발열은 건강에 해롭기보다는 도움이 되는 메커니즘인 것이다.

발열은 대개 식욕 상실, 피곤, 졸음 같은 증상을 동반하는데 이런 증상들도 병의 원인을 몰아내기 위한 증상이다. 이 증상들 모두 몸으로 하여금 모든 힘을 질병 퇴치에 집중하고 열을 덜 소모하며 박테리아와 진균류가 번식하는 데 꼭 필요한 철분을 줄일 수 있도록 한다.

열이 발생하면 어느 정도 체온까지 견디는 것이 좋은지는 개개인의 건강 상태, 체력, 체형, 체질에 따라 다르지만 일반적으로는 38~39℃까지는 물을 마시면서(탈수를 예방한다) 견디는 것이 좋다.

통증은 괴롭지만 인체에 유리한 생체 반응

통증 또한 누구나 싫어하고 피하고 싶어하는 증상이지만 인체의 관점에서 보면 인체에 이상 증상을 알리면서 생명을 구하려는 신호다. 아프다는 것은 '인체를 치료하는 중', '보수하는 중'이라는 신호이고, 인체와 맞지 않는 물질이나 문제가 있는 부분과 싸우고 있음을 알리는 신호임을 알아야 한다. 외상으로 인한 교통사고와 같이 외부의 충격으로 생긴 통증의 경우는 응급처치가 필요하지만 일반적인 통증은 염증이 생겼거나, 기혈의 순환이 원활하지 않거나, 체온이 저하되어 면역기능이 떨어졌거나 하는 이유가 반드시 있다.

어떤 질병도 통증의 과정 없이 회복되는 경우는 거의 없다. 감기에 걸리거나, 체하거나, 염증이나 근육통의 회복도 통증을 통해서 극복이 된다. 아플 만큼 아파야 낫는 것이 정상이다. 암 환자도 죽을 만큼 아파야 낫는 경우가 많다. 물론 말기 암 환자의 경우는 임종 전 극심한 통증이 있기도 하다.

아주 드물지만 선천적으로 통증을 느끼지 못하는 사람들이 있다. 그런 사람들은 어릴 때부터 불에 손을 데거나 뼈가 부러져도 알지 못하기 때문에 대부분 젊은 나이에 사망할 확률이 높다.

아토피, 알레르기 등은 피부를 통해 장기의 오염을 정화하는 반응

피부는 인체의 가장 큰 기관인 동시에 배출기관임을 알아야 한다. 독소가 너무 많아 정상적인 통로로 처리할 수 없을 때 우리 몸은 그 독소들을 피부를 통해 내보낸다. 피부에 있는 400만 개의 구멍들이 체내의 정상적이고 일반적인 독소 제거 과정에 정기적으로 사용되는 것이다.

피부질환은 모두 혈액이나 체내의 노폐물을 몸밖으로 배출해 혈액과 인체의 오염을 제거하려는 반응이다. 그런데 서양의학에서는 피부질환의 원인이 피부에 있다고 보고 항히스타민제나 스테로이드제를 발진이 일어난 부위에 바르도록 한다. 이런 처방은 당장은 피부질환을 눈에 안 보이게 하지만 이내 재발하거나 장기간 이어지게 만든다.

한의학에서는 습진이나 두드러기, 아토피, 화농진 등의 발진은 오염된 혈액을 몸밖으로 내보내고 혈액과 인체를 정화하려는 몸의 반응이라고 본다. 그래서 해독을 촉진하는 다양한 치료로 혈액 내의 노폐물을 배출시켜 피부질환을 치료하고 있다. 나을 때까지 다소 시간은 걸려도 한번 치료되면 쉽게 재발하지 않는다.

염증을 잘 조절해야 큰 병의 진행을 막을 수 있다

인체가 오염되면 세균으로 인해 폐렴, 방광염, 담낭염 등의 각종 염증을 일으킨다. 세균은 쓰레기통, 오염된 개천 등 더러운 곳에서만 살고, 맑은 개울이나 푸른 바다 속에는 거의 존재하지 않는다. 세균은 지구상에서 필요없어진 물건, 죽은 것, 남은 것을 분해해 흙으로 되돌리기 위해 존재한다. 세균이 인간의 몸에 들어와 염증을 일으키는 것 역시 인체 내 혈액이 더러워져 정화 작용을 하는 것이라고 볼 수 있다.

서양의학에서는 염증을 세균을 죽이는 항생제로 처방하고, 항생제 내성균이 나타날 때마다 다시 새로운 항생제를 처방한다. 마치 월등한 기술을 보유한 상대방과 군비 경쟁이라도 벌이는 것 같다.

반면 한의학에서는 염증을 세균의 힘을 빌려 혈액 내의 노폐물을 연소시키고 인체의 혈액과 장기를 깨끗이 하려는 몸의 자연치유 현상으로 보고, 세균을 죽이기보다는 염증의 원인이 되는 환경을 개선하기 위해 약과 뜸과 침 치료로 혈액의 오염, 냉기, 독소를 해결한다.

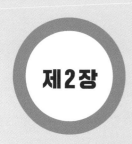

제2장

혈압약을 끊어야
고혈압이 낫는다

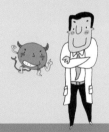

놀랍게도 혈압약은 심장의 근력을 약화시켜
혈압을 억지로 낮추는 작용을 한다.
혈압약으로 눈에 보이는 수치는 낮출지 몰라도
머리끝에서 발끝까지 다양한 부작용을 초래한다.
이 때문에 아이러니하게도
고혈압은 혈압약을 끊어야 낫는다.

병에 걸리는 것보다
약의 부작용이 더 무섭다

'모든 약은 독'이라고 서양의학의 약리학 교과서에 쓰여 있다. 인체와 같은 유기체는 생체 안에서 생명력에 의해 만들어지는 유기물질만을 처리할 수 있다. 그래서 인체에는 천연 유기재료와 천연 유기물질 혹은 식물에서 추출한 천연 성분을 사용하는 것이 훨씬 효과적이다. 그런데 약은 대체품, 즉 우리 몸이 분해할 수 없는 합성화학약품인 무기물질을 사용하고 있다. 천연의 약효 성분을 인공적으로 화학물질과 합성해 화학약품을 만든 것이 지금의 약이다. 대부분의 약은 천연 약제나 허브를 사용하지 않고, 약효가 있는 성분을 분해하고 가공해서 찾아낸 뒤에 화학적으로 만든 것이다. 천연 약제의 상태로는 특허를 받을 수도 없고 유통도 쉽지 않지만, 화학약품은 특허를 받을 수도 있고 유통도 쉬워서 판매하면 적게는 수십 배에서 많게는 수백 배의 이윤이 생기기 때문이다.

　약은 문제가 되는 증상을 완화하지만 화학물질이므로 몸의 다른 곳에는 다양한 부작용을 일으킬 수 있다. 약은 원래 독이니, 약을 먹는다는 것은 독으로 증상을 일시적으로 완화시킬 뿐이라는 사실을 절대로 잊어서는 안 된다. 몸에 들어간 약은 인공으로 합성한 화학물질로 다양한 화학반응을 거치면서 간에서 무해한 물질(독)로 변환된다. 대부분은 간의 해독을 통해 신장을 경유해 소변으로, 혹은 담즙 등과 함께 소화관에서 대변이 되어 몸밖으로 배출된다. 그러나 약을 장기적으로 복용하면 완전하게 배출시키지 못하고 몸에 남아 이물질로 쌓이게 되고 결국 간이나 신장에 불필요한 부담을 주게 된다. 동시에 활성산소도 많이 발생시켜 혈액과 혈관에 부담을 주게 된다. 그리고 교감신경을 항진시켜 체온이 낮아지고 면역력을 떨어트려 자연치유력을 크게 약화시킨다.

　또한 약을 계속 복용하면 약의 약성이 점차 듣지 않게 되어 내성이 생긴다. 몸은 영특하여 이물질인 약을 빠르게 해독하거나 몸밖으로 배출시키지만 항생제나 항암제 등을 복용하면 세균이나 암세포가 영악하게 변신하여 더 이상 약에 당하지 않게 된다. 그렇게 되면 약의 수를 늘려도 약의 효과는 약해지니 또다시 약의 수를 더 늘리는 악순환을 겪게 된다. 그러다 보면 아무리 약을 많이 먹어도 효과를 볼 수 없는 상황에 빠지게 된다. 그렇기 때문에 처음에 약을 먹을 때 신중하게 결정해 복용해야 하고, 특히 장기간 복용해야 하는 약의 경우는 더욱 신중하게 결정해야 한다.

물론 약의 복용이 필요한 경우도 있다. 세균에 감염되거나, 견디기 어려울 만큼의 통증이 심하거나, 죽느냐 사느냐 하는 응급한 경우에는 약을 복용하는 것이 도움이 된다. 그러나 생활습관병(만성질환)이라고 통칭되는 고혈압, 당뇨병, 고지혈증, 암, 심근경색, 뇌경색, 치매 같은 혈관성 질환의 경우에는 약을 먹지 않고 회복하는 것이 인체에는 유익하다. 약을 먹더라도 동시에 생활습관을 개선하고 자연치유력을 높여서 약을 줄이고 더 나아가 끊는 방법을 빨리 찾아야 한다.

대부분의 의사들은 약이 나쁘다는 사실은 다 알고 있지만 약을 줄이거나 끊으라고 하지 않는다. 특히 언론에 등장하는 잘나간다는 의사일수록 "약을 끊으면 안 됩니다", "처방받은 약은 전부 먹어야 합니다"라고 주장한다. 의사들은 '약을 끊으면 안 됩니다'라고 주장하기 전에 약을 장기간 먹는 것은 좋지 않으며, 약을 줄일 수 있는 방법과 끊을 수 있는 방법도 함께 제시해주는 것이 필요하다고 생각된다.

의학박사 이시하라 유미는 다음과 같은 말을 했다.

"약을 먹으면 낫는다고 맹신하는 사람이 많은데, 이 상식에는 커다란 오류가 있다. 고혈압과 같은 질병에 화학약품(약)을 10년 이상이나 매일 복용하게 하는 것을 진정한 치료라고 말할 수 있을까? 10년 이상이나 같은 약을 투약하는 것은 진정한 치료가 아니라 증상만을 억누르는 대증요법이며, 근본 치료도 되지 않는다. 그래서 환자 수와 의사 수가 점점 늘어나는 건지도 모른다. 약은 다른 한편으로는 독이다. 약을 잘못 쓰거나 남용하면 유해할 뿐만 아니라 자연치유력을 오히려 약화시킨다. 그리고 잘 듣는 약일수록 강한 부작용이 있다. 약은 모두 독이라 할 수 있다. 이 독을 써서 병의 증상을 제압하려는 것이 투약인데, 실은 여기에 서양의학의 커다란 맹점이 있는 것이다."

약의 부작용으로 죽는 환자는
하루에 300명 이상

미국의학협회저널의 발표에 따르면 매년 병원에서 약의 부작용으로 죽는 환자의 수가 10만 6,000명에 달하는 것으로 나타났다. 하루 평균 300명이 합법적으로 시판되는 약을 먹고 죽어가는 셈이다. 이는 병원에서 밝힌 숫자에 불과한데 집이나 요양원에서 죽은 사람, 심각한 부작용으로 회생이 어려운 사람들까지 합치면 해마다 100만 명 이상이 처방약의 부작용에 희생되고 있다는 것이 학자들의 주장이다.

10만 6,000명이라는 수는 미국의 9·11 참사로 인한 사망자 수보다 35배나 많은 수이며, 10년간 베트남전쟁에서 전사한 5만 명의 2배이다. 더욱 놀라운 사실은 그것이 해마다 발생한다는 데 있다. 이는 FDA가 매년

50만 건 이상의 부작용을 보고받고 있음을 감안할 때 결코 허황된 추측이 아니라는 것을 알 수 있다. 이전에 이루어진 애리조나대학의 연구에 의하면 약 28%의 입원환자는 처방약과 관련된 문제로 병이 생겼다고 한다. 3명 중 1명꼴로 약 때문에 입원을 하게 되었다는 것이다. 유방암으로 매년 4만 6,000명이, 에이즈로 매년 4만 명이 죽는 것과 비교하면 약의 부작용이 얼마나 심각한지 알 수 있다.

02 서양의학에서 말하는 과학적 근거는 허구다

서양의학은 한의학에 비해 모든 부분에서 우월하다고 착각하고 있다. 한의학은 과학적 근거가 부족하고 서양의학은 과학적 근거를 가지고 있다고 주장하면서 한의학을 노골적으로 무시하고 폄하한다. 서양의학이 짧은 시간에 자리를 잡은 주된 배경에는 세균과의 전쟁에서 승리한 것이 큰 역할을 했다. 또한 정상 수치를 정하여 그 수치에서 벗어나면 다양한 질병이 발생할 수 있다는 것을 인식시키는 데에도 성공했다. 그래서 서양의학은 혈압의 수치가 높을 때는 혈압의 수치를 낮추고, 혈당치가 높으면 혈당치를 낮추고, 콜레스테롤이 높으면 콜레스테롤 수치를 낮춰야 한다고 생각한다. 정상 수치의 설정 자체에도 문제가 있지만 정상 수치에 지나치게 의존하면서 인체를 근본적으로 치료하지 못하거나, 그들이 설정한 수치는 좋아졌지만 부작용으로 고생하거나 죽는 아이러니한 현상이 많이 벌어지고 있다.

과학적 근거를 주장하는 서양의학의 속내를 한번 들여다보면 어이없는 부분이 너무 많다. 약을 복용시킬 때 3종류 이상의 약을 같이 처방하는 것은 과학적 근거가 거의 없다. 그럼에도 임상에서는 4종류, 5종류 이상의 약을 처방하는 것은 보통이고 10종류가 넘는 약을 처방하는 의사도 있다. 4종류 이상을 처방하는 것은 과학적 근거도 없을 뿐만 아니라 치료를 하기 위한 것인지 병을 만드는 것인지 분간이 안 된다. 약은 먹었을 때 즉시 나타나는 부작용이 있고, 시간이 한참 지나거나 혹은 세대를 건너뛰어 다음 세대에서 나타나는 부작용도 있다. 시간이 한참 지나서 나타나는 부작용은 더 복잡하고 심각한 문제가 될 수 있다.

서양의학이 과학적 근거로 제시하는 증명 방법은 무작위비교시험(RCT; Randomized Controlled Trial)이다. 무작위비교시험(RCT)이란 나이나 성별 등이 편중되지 않도록 그룹을 둘로 나눠서 한 그룹에는 A를 먹이고, 다른 그룹에는 B를 먹인다. A는 신약이고 B는 구약이라고 가정하면, A를 먹은 그룹이 B를 먹은 그룹보다 효과가 있다면 신약인 A가 구약인 B보다 우수하다고 판단한다. 또 만약 B가 플라세보 효과(위약 효과)라면 A는 약으로 과학적 근거가 있다고 판단한다. 서양의학은 RCT만을 과학적 근거로 인정한다. 그러나 현재의 과학기술이 RCT로 약의 과학적 근거를 판단할 수 있는 약은 1종류, 많아도 2종류인 경우가 대부분이다. 만약 약의 성분이 2종류만 넘어도 어느 성분이 얼마나 효과가 있는지, 부작용은 무엇인지, 어디에서 어떻게 부작용이 발생하는지 예측할 수가 없다. 또한 약의 성분 비율이나 복용량에 따라 효과나 부작용이 달라질 수 있으며, 기존의 다른 약과 차별성도 없어진다. 즉 RCT가 불가능해지므로 과학적 근거가 있는지 판단할 수가 없다. 한약의 적은 처방약은 4가지 한약재로 구성하지만, 평균 처방약의 약재는 10가지에서 30가지이다. 그래서 RCT 로 하는 비교시험이 불가능하다. 그런 사실을 두고 '과학적 근거가 없다' 라고 규정하여 한약을 무시하고 있는 실정이다. 엄밀하게 말하면 한약이 과학적 근거가 없는 것이 아니라, 과학적 근거로 내세우는 RCT 방법에 한계가 있는 것이다. 물론 한약에도 독성이 강한 약재들이 있지만 독성 이 강한 약재를 사용할 때는 인체에 문제가 되지 않도록 다양한 법제를 통하여 독성을 완화시키거나 거의 제거시켜 사용한다.

그들이 내세우는 과학적 근거라는 기준은 아주 취약하다. '그런 방법 을 통과해야 과학적'이라고 내세우면서 한의학을 '비과학적'이라고 공격 하는 사람들을 보면 어이가 없다. 같은 논리로 보면 약도 3종류 이상의 약은 RCT로 검증되기가 어려우니 과학적 근거가 없다고 볼 수 있다. 그 러나 실제 임상에서 3종류나 4종류는 물론이고, 10종류의 약을 처방 하는 의사들은 국민들에게 어떻게 설명해야 할까? 3종류 이상의 약을 복용시키는 치료는 과학적 근거가 없는데도 그들은 당당하게 처방하고 있다.

미국의 의료 현장에서 활동하는 의사들의 규칙과 격언을 모은 책으로 의사들에게 바이블과 같은 《닥터스 룰》에는 "3종류의 약을 먹었을 때 어떻게 작용하는지에 관한 과학적 실험은 거의 시행된 적이 없고, 4종류 이상의 약을 먹었을 때 인체에 어떻게 작용하는지에 관해서는 실험 자체가 전무하다"고 밝히고 있다. 그래서 "5종류 이상의 다른 종류의 약을 복용시키는 것은 어떤 부작용이 어떻게, 언제 발생할지 모르니 인간의 예측 능력을 벗어난 신의 영역"이라는 말을 한다.

인체에 약을 처방하더라도, 복용하는 약은 2종류 이하가 가장 좋고, 3종류를 벗어나는 것은 바람직하지 않다. 〈닥터스 룰 173항〉에 이와 똑같은 말이 적혀 있다. '4종류가 넘는 약을 먹는 환자에 대한 비교 대상 실험은 지금까지 시행된 적이 없으며, 3종류의 약을 먹고 있는 환자에 대한 실험도 극히 조금만 시행되었을 뿐이다' 4종류가 넘는 약을 먹고 있는 환자는 의학의 지식을 넘어선 예측 불가능한 영역에 있는 것이다. 〈닥터스 룰 425항〉에서는 '투약한 약의 수가 늘어나면 부작용이 일어날 가능성은 지수 함수적으로 높아진다'라고 쓰여 있다. 〈닥터스 룰 425항〉에서 5종류의 약을 먹었을 때 부작용이 일어날 수 있는 확률은 1종류의 약을 먹었을 때의 5배가 아니라 16배, 10종류의 약을 먹었을 경우는 10배가 아니라 512배나 높아진다는 말이다. 쉽게 말해 지금 여러분이 5종류 이상의 약을 먹고 있다면 몸에 다양한 부작용이 생기는 것이 전혀 이상할 것이 없다는 얘기다.

또한 〈닥터스 룰 114항〉에 '투약을 중지했을 때 환자의 상태가 나빠지는 약은 거의 없으며, 있다고 해도 극히 일부다'라고 적혀 있다. 의사들이 가장 신뢰하는 책에 말이다. 그러나 일반인들은 '약을 끊으면 당장 큰 문제가 발생할 것'이라는 공포와 두려움을 가지고 있다. 왜 그런 공포감이나 두려움을 가지게 되었을까?

임상에서 많은 난치병 환자들을 만나왔지만 잘못된 생활습관을 적극적으로 개선하고 한의학으로 치료를 받으면 약을 줄이고 끊는 것은 그리 어려운 일이 아니다. 어떤 난치병을 앓고 있더라도 한의학 치료를 겸하는 것은 부작용을 줄이고 2차 질병을 예방하는 데 도움이 된다. 유독 우리나라 서양의학의 의사들은 한의학적인 치료는 RCT를 통한 과학적 근거가 없으므로 사용해서는 안 된다고 주장한다.

약(양약)의 역사는 110년 정도밖에 되지 않았다. 최초의 약은 소염진통제로 알려진 아스피린이다. 아세틸살리실산이라는 단일 화학물질인 아스피린은 세계 최초로 인공 합성된 의약품이다. 1899년 3월 독일의 제약회사 바이엘에서 제조되었다. 약의 역사는 불과 100년 정도로, 의학의 역사로 보면 아직 새파란 신참이다. 그럼에도 불구하고 약은 순식간에 현대의학의 주역으로 부상했다. 한의학이나 자연의학의 역사는 100년 정도의 일천한 수준이 아니라, 수백 년에서 수천 년의 깊은 역사를 가지고 있다. 그 긴 역사 속에서 수많은 사람들에게 효과와 부작용을 충분히 검증한 우수한 의학이다. RCT만으로 수천 년 동안 검증되어온 의학을 과학적 근거가 없다고 왜곡하는 것은 매우 잘못된 생각이다. 고혈압, 당뇨병, 고지혈증, 암, 심근경색, 뇌경색, 치매 등은 약의 복용으로 치료되는 질병이 아니라 잘못된 생활습관을 개선해서 본인이 적극적으로 노력해야 치료되는 질병이다. 그런데 서양의학은 과학적인 근거를 내세우면서 각종 기기나 장비로 진단, 치료하고 약을 복용시키고, 철저하게 한의학을 비롯한 타 분야 의학의 치료는 무시한다.

임상에서 많은 고혈압, 당뇨병, 심근경색, 뇌경색, 암, 치매 등의 환자를 치료하면서 여러 가지 놀랄 만한 경험을 했다. 오히려 약을 끊으면서 증상이 완화되고, 호전되어 인체가 훨씬 더 건강해지는 경우가 많았다. 심근경색이 심한 환자가 혈전용해제나 아스피린을 끊고 한의학 치료를 받으면서 거의 정상으로 회복되는 경우가 많았고, 혈압약을 조금씩 줄여나간 노인이 3주 정도 치료를 받고 점차 기운을 되찾고, 기억력이 살아나고 정신이 맑아지면서 치매 증상이 거의 사라진 경우도 있었다. 고지혈증약을 끊고 치료를 받으면서 뇌경색이 회복되는 경우도 많았다.

혈압약, 고지혈증약, 혈전용해제, 항암제를 끊으니 뇌, 심장, 말초혈관으로 공급되는 혈액과 혈관의 상태가 개선되고, 체온이 상승하니 면역력이 높아지는 것은 당연하고 자연스러운 현상이지 그리 놀랄 일이 아니다. 인체의 건강은 면역력을 높여 자연스럽게 회복해야 한다.

03 혈압약이 혈압을 떨어뜨리는 원리

앞서 어떻게 혈압이 오르는지, 우리가 어떤 식으로 고혈압 진단을 받게 되는지, 어떻게 해서 혈압약을 평생 먹어야 한다고 생각하게 됐는지를 살펴봤다. 그렇다면 이제 혈압약이 우리 몸에서 구체적으로 어떤 작용을 하는지를 알아볼 차례다.

어쨌든 간에 수많은 의사들이 혈압약을 처방하고 있고, 또 그것을 복용하는 환자들이 있다면 혈압약도 뭔가 효능이 있다는 얘기일 것이다. 그렇다면 과연 그 효능은 무엇이며, 어떤 원리에 따라 나타날까?

일시적이고도 강제적으로
혈압을 떨어뜨린다

혈압약의 눈에 띄는 효능은 혈압 수치를 낮춰서 인체가 정상 혈압을 유지하게끔 하는 것이다. 이를 보고 제약회사 관계자나 의사들은 "약을 먹으니 이렇게 간단하게 정상 혈압을 유지하지 않느냐"라면서 약의 효능에 우쭐해할지도 모른다. 하지만 혈압약은 엄밀히 말하면 원인과는 상관없이 혈압을 강제로 떨어뜨리는 '강압제(혈압강하제라고도 한다)'다.

강압제가 혈압을 떨어뜨리는 방식에는 여러 가지가 있지만 기본적으로는 혈관을 확장하거나, 혈액의 양을 감소시키거나, 심장의 활동력을 떨어뜨리는 것으로 요약할 수 있다. 혈압약의 이 세 가지 메커니즘은 결국 '혈관의 탄력'과 '심장의 근력'을 약화시켜 일시적으로 혈압을 내리는 것이다.

만약 한 가지 약물만으로 혈압이 잘 떨어지지 않으면 다른 종류의 강압제를 추가로 투여하기도 한다. 일반적으로 혈압약을 먹는 사람의 절반 이상은 두 가지가 넘는 혈압약을 복용하는 경우가 많다.

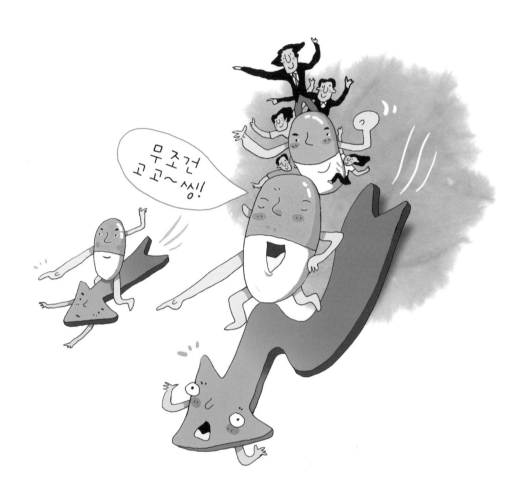

혈압약은 정작 고혈압의 근본 원인은 방치한 채
강제로 무리하게 혈압을 떨어뜨린다.

혈관을 확장시켜
혈압을 내린다

　혈관을 넓히는 약은 혈관확장제, 알파차단제, 안지오텐신전환효소억제제(ACE억제제), 칼슘길항제, 안지오텐신Ⅱ수용체차단제(ARB) 등이다. 이러한 약물을 사용하면 혈관이 넓어지면서 혈관 내 저항력이 감소하고 공간도 확대되므로 결과적으로 혈압이 내려간다.

병원에서 혈압약을 처방하는 순서

　혈압약을 처방하는 순서는 증상마다 다르지만, 일반적으로 처음에는 이뇨제를 처방하고, 그것이 효과가 없으면 교감신경억제제를, 그다음엔 혈관확장제를 처방한다.

　혈압약 중에서 이뇨제나 기타 단독으로 사용할 수 있는 약물을 1단계 약물이라고 말한다. 티아자이드 이뇨제는 지금까지 가장 인기 있는 1단계 약물이지만 칼슘길항제나 안지오텐신전환효소억제제(ACE억제제) 및 안지오텐신Ⅱ수용체차단제(ARB)로 대체되고 있다. 베타차단제는 알려진 부작용 때문에 1단계 약물로는 적합지 않다.

　2단계는 2가지 약제를 사용하고, 3단계는 3가지, 4단계는 4가지 약제를 사용한다. 의사들은 약물을 복합적으로 사용하기 이전에 단일 요법을 사용하라는 교육을 받는다. 물론 비약물적 요법을 우선적으로 사용하라는 교육도 받지만 그런 일은 드물다.

　어떤 혈압약이든지 혈압을 내릴 뿐 혈압의 근본 원인을 치료하지 못한다.

가장 널리 사용하는 칼슘길항제는 칼슘통로차단제라고도 하는데, 혈관 내벽의 세포로 칼슘이 들어가지 못하게 해 말초혈관을 확장시키고 심장의 근력을 약화시킴으로써 혈압을 내린다.

혈관 벽의 세포에 칼슘이 섭취되면 혈관은 강하게 수축하고, 혈소판에 칼슘이 섭취되면 혈소판은 응축되고 혈관 벽에 혈소판 침착물이 증가한다. 이로 인해 혈압이 상승하기 때문에 혈관 벽의 세포와 혈소판에 칼슘이 섭취되지 않게 함으로써 혈압을 낮추는 것이다.

칼슘길항제는 ACE억제제와 함께 고혈압 약물 치료에서 가장 많이 사용되고 있지만, 칼슘길항제의 작용은 심장과 혈관계에서 심장박동 수와 수축력을 낮추고 동맥을 이완시키며 심장의 신경 충동을 억제하는 결과를 가져와 심장의 근력을 약화시키는 부작용이 있다.

혈액의 양을 감소시켜
혈압을 내린다

이뇨제라 분류되는 약으로, 신장에 작용해 나트륨과 수분 배출을 촉진해 혈액량 자체를 줄임으로써 혈압을 낮추는 역할을 한다. 즉 혈액 속의 염분과 수분을 신장을 통해 강제로 배출하도록 만듦으로써 혈액의 양을 감소시켜 혈압을 내린다. 혈압을 내리기 위해 소변의 양을 늘리기 때문에 혈액과 신체조직 속의 수분이 줄어들기도 한다. 또한 혈중의 칼륨농도가 낮아지며 콜레스테롤이나 지질의 양이 많아진다.

이뇨제는 가격이 싸기 때문에 고혈압 환자에게 제일 처음 처방하며, 다른 강압제와 함께 사용하면 강압 효과가 크기 때문에 병합 요법에 우선적으로 고려되는 약제다. 지금까지 가장 인기 있는 유형은 티아자이드 이뇨제이다. 티아자이드 이뇨제는 경미에서 중등 범위(30쪽 참조)의 고혈압 환자에게 처음으로 처방되는 경우가 많다.

심장의 활동력을 감소시켜
혈압을 내린다

심장이 천천히 뛰도록 해서 뿜어내는 힘이 약해지면 혈압은 내려간다.

대표적인 약 베타차단제는 심장박동 수와 심장의 수축력을 낮추고 동맥을 이완시키는 효과를 낸다. 베타차단제는 고혈압 외에도 협심증이나 심장의 일정한 박동장애 치료에 이용된다. 베타차단제에 의해 심장 기능이 감소하면 산소를 덜 필요로 하게 되므로 협심증이 완화되는 원리이다.

베타차단제는 많은 환자들에게 심각한 부작용을 유발한다. 이완된 동맥계에서 심박출량이 감소되므로 손과 발, 두뇌에 충분한 혈액과 산소가 공급되기 어려운 경우가 자주 발생한다. 그 결과 베타차단제를 복용하는 사람들은 흔히 수족냉증, 신경통, 정신기능의 손상, 피로, 현기증, 우울증, 무기력증, 성욕 감퇴, 발기부전 등의 증상을 호소한다. 또한 베타차단제는 나쁜 콜레스테롤과 중성지방(트리글리세리드) 수치를 상당히 높이기도 한다.

주의할 점은 베타차단제의 복용을 갑자기 중단하면 절대 안 된다는 것이다. 두통과 심장박동 수의 증가, 혈압의 극적인 상승과 같은 금단 증상을 유발하기 때문이다.

베타차단제는 폐의 기도를 좁히기도 하므로 천식 환자는 복용하면 안 되고, 심장의 수축력을 약화시키기 때문에 심장기능부전 증상이 있거나 심장의 혈액 공급 기능이 나쁠 때는 적절하지 않다.

그러나, 정작 근본 원인은 방치한다

여기서 가장 큰 문제는 혈압을 올라가게 한 근본 원인에 대해서는 그 어떤 처방도 없다는 것이다.

건강에 대한 지식이 부족한 사람들은 혈압 수치가 내려가니까 '아, 내 혈압이 정상을 되찾고 있구나'라고 생각한다. 하지만 실제로는 정반대 현상이 일어나고 있다. 앞에서도 살펴봤듯이, 혈압이 올라가는 것은 인체가 균형을 이루기 위한 '항상성 반응'에 불과하다.

근본 원인을 없애면 당연히 혈압은 정상으로 되돌아간다. 그런데 수치만 낮출 생각으로 치료를 하고 근본 원인을 없애는 노력은 외면하기 때문에 고혈압은 더욱 깊어질 수밖에 없다.

혈압약은 수많은 부작용이 있지만, 그중에서 제일 큰 부작용은 혈압을 올라가게 하는 근본 원인을 계속해서 방치한다는 데 있다.

혈압약을 반드시 복용해야 하는 경우
VS. 혈압약을 복용하면 안 되는 경우

혈압약을 반드시 복용해야 하는 경우

뇌출혈이 발생하면 혈압약을 사용해 혈압을 내려야 한다. 혈관 파열이 우려되는 경우에도 혈압약을 써서 적절한 수준으로 혈압을 내려야 한다.

고혈압 긴급증일 경우 고혈압이 생명을 위협하는 상태이기 때문에 즉시 혈압약을 사용해 혈압을 내려야 한다.

혈압약을 복용하면 안 되는 경우

뇌에 동맥경화가 진행되어 혈관이 좁아져 있는 경우에 혈압약으로 혈압을 낮추면 혈액의 흐름이 약해져 뇌로 가는 혈액량이 더 줄어들기 때문에 뇌경색을 초래할 위험이 있다.

동맥경화가 생기면 막힌 부분에 혈액을 공급하려고 몸 스스로 압력을 높이는데, 이때 혈압약으로 혈압을 내리면 막힌 부분에 혈액 공급이 더 감소해 혈액 부족이 심화된다. 특히 고령자는 혈압의 작은 변동에도 문제가 생기기 쉬우니 혈압을 억지로 낮춰선 안 된다.

04 혈압약의
치명적인 부작용

혈압약을 먹고 있거나, 이제 막 먹기 시작한 사람들은 자신의 몸에 나타나는 변화를 면밀히 관찰할 필요가 있다. 왜냐하면 많은 사람들이 혈압약 부작용을 겪고 있는데 대부분은 부작용인 줄도 모르고 있으며, 자신도 모르게 생긴 부작용으로 생명이 위태로워지는 사람들도 있기 때문이다. 고혈압 환자들이 호소하는 혈압약의 부작용으로 다음과 같은 증상들이 있다.

- 성욕이 줄어든다.
- 운동 능력이 떨어진다.
- 우울증이 생긴다.

- 불면증이 생겨 쉽게 잠을 이루지 못한다.

- 쉽게 피로해진다.

- 두통, 어지럼증(현기증), 소화불량이 생긴다.

- 발목이 부어오른다.

- 심장이 두근거린다.

- 팔다리가 저린다.

- 갈증이 생긴다.

- 감기에 잘 걸리며, 잘 낫지 않는다.

- 여자 : 우울증, 불면증, 심장 두근거림, 불안감

- 남자 : 발기장애, 성욕 감퇴, 빈뇨, 의욕상실

하지만 이는 인체가 느끼는 증상에 불과할 뿐이고, 실제로는 더 심각한 일들이 몸속에서 일어나고 있다.

칼슘길항제의
부작용

강압제 중에서 칼슘길항제는 혈관의 탄력과 심장의 근력을 약화시키는 대표적인 혈압약이다. 심장의 근력이 약해지면 당연히 운동 능력이 떨어진다. 또 심장이 약해 혈액을 온몸으로 순환시키지 못하니 심장에서 멀리 떨어져 있는 팔다리가 저릴 수밖에 없다.

그 외의 부작용으로는 심한 권태감, 현기증, 변비, 발진, 식욕부진, 기립성 저혈압, 안면홍조, 두통, 두중, 빈맥, 빈뇨, 하퇴 부종, 자궁 수축력 감소, 알레르기 반응, 몸속 수분의 정체, 피로, 발기부전(사용자의 20%)이 있다. 보다 심각한 부작용에는 심장박동 수의 불안, 심부전, 협심증 등이 있다.

이뇨제의
부작용

이뇨제는 신장에 작용해 나트륨과 수분 배출을 촉진하고, 혈액량 자체를 줄임으로써 혈압을 낮추는 역할을 한다. 그 결과 장기간 복용하면 신장 기능이 약해지고 탈수 현상이 일어난다. 87~88쪽에 열거한 부작용 중에서 '갈증이 생긴다'가 바로 탈수 현상의 결과이다.

이뇨제의 또 다른 부작용으로 가벼운 두통, 혈당 수치 상승, 요산 수치 상승, 근육 약화, 칼륨 수치 저하로 인한 경련 등이 있다. 성욕 감퇴와 발기부전도 생기고, 이보다 드물게 알레르기 반응, 두통, 시야 흐림, 메스꺼움, 구토, 설사와 같은 부작용이 생기기도 한다. 통풍, 당뇨병(당뇨병의 발생 위험률을 11배나 높인다), 신장기능 저하, 간이 약한 사람의 경우 간성혼수, 콜레스테롤 증가, 권태, 무력감, 갈증, 위장장애, 발진, 안면홍조, 탈수의 가능성도 있다.

뿐만 아니라 칼륨과 마그네슘, 칼슘의 손실을 유발하고 신부전, 치매, 중풍을 불러올 위험이 있다. 녹내장도 치명적인 부작용 중 하나다. 혈압약으로 인해 눈 안의 투명한 액체인 안방수가 원활하게 배출되지 않아 안압이 상승하고 그 결과 녹내장을 초래한다.

베타차단제의
부작용

베타차단제는 국내에 1960년대에 처음 소개되었으며 1990년대 들어 사용량이 줄었다. 베타차단제는 고령자들의 암으로 인한 사망원인 중 하나이고, 기억 기능에 문제를 일으킬 수 있다.

베타차단제를 장기적으로 복용하면 운동 능력이 약화되고, 심장박동이 약해지고 느려지기 때문에 체력이 약해질 수 있다. 심박출량이 감소되므로 손과 발, 두뇌에 충분한 혈액과 산소가 공급되기 어려운 경우가 자주 발생한다.

베타차단제를 사용하는 사람들이 흔히 호소하는 증상으로 수족냉증, 현기증, 잦은 피로감, 협심증 악화, 정신기능의 손상, 불면증, 우울증, 무기력증, 성욕 감퇴, 발기부전, 신경통 등이 있다.

베타차단제는 체내에 나쁜 콜레스테롤과 중성지방의 비율을 높이고 좋은 콜레스테롤을 없애는 부작용이 있다. 콜레스테롤 수치에 민감한 사람은 고혈압 상태가 지속되면 고지혈증, 동맥경화, 심근경색이 함께 나타날 가능성이 높다.

알파차단제의
부작용

알파차단제는 혈관을 구성하는 근육에 아드레날린수용체를 차단해 혈관을 이완시켜 혈압을 떨어뜨린다. 아드레날린은 혈관을 수축함으로써 혈압을 높이는 역할을 한다.

알파차단제는 방광을 이완시켜 전립선비대증으로 소변을 보기가 어려운 사람들은 효과가 있는 것으로 나타났으나, 여성의 경우에는 스트레스성 요실금을 일으킬 수 있다.

알파차단제의 부작용으로 심장이 빨리 뛰거나 가슴이 두근거리는 증상, 어지럼증, 현기증, 갈증, 입술 마름, 안구 충혈, 안면홍조, 심계항진, 부종, 빈뇨, 권태감, 두통, 성 기능장애 등이 있다.

ACE억제제와 ARB의 부작용

ACE억제제(안지오텐신전환효소억제제)나 ARB(안지오텐신Ⅱ수용체차단제)는 우리 몸이 지닌 레닌-안지오텐신 R-A계를 정지시켜 혈압을 내리는 약이다.

레닌-안지오텐신계의 반응은 혈압을 상승시키는데, 이는 본래 인체가 살아남기 위한 반응 기전이다. 갑자기 적을 만나거나 위급한 상황에 직면했을 때 교감신경이 항진되어 심장이 빨리 뛰고, 혈관이 수축하는 등의 반응이 레닌-안지오텐신계의 작용라고 볼 수 있다.

먼저 개발된 것은 ACE억제제이며, ACE억제제보다 효과적인 것이 ARB이다. 1981년부터 미국에서 사용되기 시작한 ACE억제제는 전구체인 레닌과 안지오텐신Ⅰ에서 안지오텐신Ⅱ 호르몬이 활성화되는 것을 억제하는 작용을 한다. 안지오텐신Ⅱ에 의해 혈관이 수축되면 ACE억제제는 혈관을 확장시켜서 혈압을 낮춘다.

안지오텐신Ⅱ는 생체 내에서 발견되는 혈압 상승 물질 중 가장 강력한 물질이다. ARB는 ACE억제제와 비슷한 방법으로 작용하며, 안지오텐신Ⅱ의 활성화를 차단하는 대신 안지오텐신Ⅱ수용체를 차단한다. 혈압 저하 효과가 뛰어나며 ACE억제제보다 안전성도 높은 것으로 밝혀졌다.

ACE억제제를 처음 투여하면 혈압이 현저히 떨어지면서 기립성 저혈압, 현기증이나 두통이 생길 수 있으니 고령자나 탈수 증상이 있을 때는 주의를 요한다. 부작용으로 백혈구나 적혈구 등 혈액 성분의 장애, 칼륨의 증가로 인한 신장장애 등이 있으니 신장장애가 있는 사람의 경우 복용에 신중해야 한다.

가장 많은 부작용은 잦은 기침이 만성화되는 것인데, 복용 후 1주에서 1개월 안에 사용자 20~30%가 헛기침을 한다. 발진이나 가려움증, 권태감, 무력감, 식욕 감퇴, 단백뇨, 활력 저하를 겪는 사람이 많다. 혈관 부종은 얼굴, 입술, 인후두에 오는데 보통 1주 이내에 발증하는 경우가 많고 중단하면 2~3일 내에 없어진다.

ARB의 대표적인 부작용은 ACE억제제와 비슷하며 고칼륨혈증, 저혈압, 신장장애, 혈관 부종 등이 있다. 임신 초기에 투여하면 태아의 발달에 문제를 일으키거나 낙태까지 초래할 수 있으니 임산부는 절대 복용하지 말아야 한다.

위에 나열한 부작용 중에서 금방 드러나는 것이라면 누구나 쉽게 알수 있지만, 아주 오랜 시간이 지난 후에 나타나는 부작용은 그게 혈압약 때문에 생겼다는 사실조차 모르는 경우가 많다. 가장 큰 문제는 혈압을 올라가게 한 근본 원인에 대해서는 그 어떤 처방도 없다는 것이다. 혈압 수치만 낮출 생각으로 처방하고 오히려 근본 원인을 없애는 노력은 외면하기 때문에 원래의 병은 더욱 깊어질 수밖에 없다.

어떤 혈압약도 장기간 복용하면 그 부작용을 피할 수 없다. 특히 당뇨병, 고지혈증, 울혈성 심부전, 천식, 만성 폐질환을 앓고 있는 사람이

:: 혈압약의 종류와 그에 따른 부작용

알파차단제	작용	혈관을 구성하는 근육에 아드레날린 수용체를 차단해 혈관이 이완되고 혈압이 떨어진다.
	부작용	현기증, 어지럼증, 갈증, 입술 마름, 안구 충혈, 안면홍조, 심계항진, 부종, 빈뇨, 권태감, 두통, 성 기능장애
이뇨제	작용	혈관을 개방해 혈압을 낮추며, 콩팥에서 소금과 물을 오줌으로 배출하게 해 압력을 낮춘다.
	부작용	통풍, 당뇨병, 신장 기능 저하, 간이 약한 사람은 간성혼수, 콜레스테롤 지질의 양 증가, 권태, 무력감, 발기부전, 갈증, 구역증, 오심, 위장 장애, 발진, 안면홍조, 탈수, 변비
베타차단제	작용	신장에서 레닌의 분비를 차단해 안지오텐신 호르몬의 양을 줄이며 혈관을 수축시킨다.
	부작용	잦은 피로, 발기부전, 성욕 감퇴, 수족냉증, 협심증 악화, 중성지방 상승, 콜레스테롤 증가, 불면증, 악몽, 우울증 ※천식 환자는 금물
칼슘길항제	작용	소동맥 벽의 평활근에서 칼슘의 작용을 차단해 혈관이 확장되어 혈압이 떨어진다.
	부작용	피로, 심한 권태감, 현기증, 변비, 발진, 식욕부진, 기립성 저혈압, 안면홍조, 발기부전, 두통, 두중, 빈맥, 빈뇨, 동계 하퇴 부종, 발진, 알레르기 반응, 자궁 수축력 감소
ACE억제제	작용	전구체인 레닌과 안지오텐신 I 에서 안지오텐신 II 호르몬의 활성화를 억제한다. 안지오테신 II 에 의해 혈관이 수축되면 ACE억제제는 혈관을 확장해 혈압을 낮춘다.
	부작용	잦은 기침, 만성 기침, 기립성 저혈압, 혈액 부족, 신부전, 고칼슘혈증, 발진, 식욕 감퇴, 단백뇨

이 밖에도 교감신경억제제, 전환효소억제제, 안지오텐신 II 수용체차단제(ARB) 등 혈압약의 종류는 매우 다양하다. 복합제(이뇨제)는 혈압을 조절하는 뇌신경에 작용해 피로감, 무기력증, 우울증, 성 기능장애를 일으킨다. ARB는 ACE억제제와 비슷한 방법으로 작용하며 안지오텐신 II 의 활성화를 차단하는 대신 안지오텐신 II 수용체를 차단한다.

혈압약을 장기 복용하는 것은 매우 위험하다. 그런데도 지금의 의료계는 성급하게 혈압약부터 처방하니 안타까울 뿐이다.

수전증, 다리 떨기가 나타날 때

혈압약의 부작용으로 혈액순환 장애가 오면 심장에서 멀리 떨어진 부위인 손과 발, 다리까지 혈액이 전달되지 못해 수족냉증이 일어난다. 그 결과 우리 몸은 스스로 열을 내고자 신체 부위를 떨게 되는데, 이것은 스스로 생명을 유지하려는 인체의 항상성과 깊은 관련이 있다.

때로 수전증을 치료하기 위해 약물을 복용하기도 하는데, 이 약 역시 혈압약과 마찬가지로 심장 기능을 일시적으로 떨어뜨려 증상을 잠시 호전시키는 작용을 한다. 그러니 수전증과 다리 떨기가 병이 아니라 인체 내의 항상성을 유지하기 위한 작용이라 생각하고 약물에 의존하지 않도록 한다.

05 혈압약을 장기 복용하면 2차 질병으로 고생한다

혈압약이 무서운 또 하나의 이유는 일시적으로 증상을 완화하는 약이다 보니 평생 먹을 수밖에 없고, 장기 복용으로 인해 2차 질병이 생기기 때문이다. 이는 매우 위험한 상황이다. 그렇지 않아도 몸 어딘가에 이상이 있어 혈압이 높아지는데, 혈압약을 통해 또 다른 질병을 얻는다니 말이다.

심장발작, 중풍, 수명 단축, 치매…

물론 의사들은 부작용 없는 약이 어디 있느냐고 말한다. 그러나 약을 먹는 것이 오히려 건강을 해치고 수명을 단축한다면 그것은 단순한 부작용이 아니다.

미국에서 혈압약을 복용한 사람과 그렇지 않은 사람을 나누어 평균수명을 조사한 결과 혈압약을 복용한 쪽의 평균수명이 더 짧은 것으로 나타났다. 혈압약으로 혈압을 무리하게 내리는 바람에 뇌 안으로 혈액이 공급되지 않아 뇌의 활동성이 나빠져 결국 수명이 줄어든 것이다.

의사 히가시 시게요시는 "혈압약을 장기간 복용하면 치매에 걸리기 쉽다"는 연구 결과를 내놓았다. 나이 들어 치매에 걸리기 쉬운 까닭은 노화로 인해 혈액순환이 나빠져 뇌 안으로 혈액이 충분히 공급되지 못하기 때문이다. 나이가 들면 누구든지 혈압이 오른다. 이는 노화의 자연스런 현상이다. 그런데 여기에다 혈압약을 과도하게 복용하면 더 빨리 치매에 걸리는 것이다. 특히 고령자일수록 혈압약을 복용하는 것을 상식으로 받아들이는 경향이 강해 혈압약을 복용하는 노인일수록 더 빨리 치매에 걸린다.

미국심장학회에서는 최근 더 놀라운 결과를 내놓았다. 혈압약 복용자는 그렇지 않은 사람보다 60%나 더 많이 심장발작을 일으킨다는 것이다. 아무런 치료도 하지 않은 고혈압 환자에게서 심장발작이 일어나는 확률은 1%인데, 혈압약 칼슘차단제를 복용하는 환자의 심장발작률은 1.6%로 60%가 더 높은 것으로 보고하였다.

또 사람들은 혈압약을 먹으면 뇌출혈로 쓰러지거나, 중풍(뇌졸중) 혹은 치매에 걸리지 않을 것이라고 생각하지만, 그것은 잘못된 생각이다. 도리어 혈압약의 가장 큰 부작용이 바로 치매, 중풍, 뇌출혈이다.

어혈과 잔병치레,
당뇨병까지

혈압약을 오랫동안 복용한 사람들 가운데 발기부전 부작용을 경험하는 사람들 역시 많다. 이는 혈압을 무리하게 내리다 보니 심장이 신체의 가장 끝부분의 모세혈관까지 충분히 혈액을 밀어내지 못해 생기는 혈액 순환 장애의 결과다.

의사들은 고혈압 합병증의 하나인 동맥경화를 막기 위해 고지혈증약을 함께 처방한다. 그러나 사실은 혈압약의 부작용이 바로 동맥경화이며 고지혈증이다. 혈압약을 오랫동안 먹으면 몸속의 혈액이 끈끈해지고 덩어리가 진다(한의학에서는 이를 '어혈'이라 한다). 끈적끈적하고 덩어리진 피는 흐르지 않고 혈관 벽에 쌓여 혈액의 흐름을 방해한다. 이것이 고지혈증과 동맥경화의 원인이다.

또 다른 알려지지 않은 부작용으로는 혈액 속에 있는 백혈구, 적혈구, 혈소판과 같은 우리 몸에서 면역을 담당하는 중요한 요소들을 망가뜨려 감기에 걸려도 쉽게 낫지 않는 잔병치레가 잦은 몸이 된다는 것이다.

제약회사가 만든 사용설명서에 적혀 있는 수많은 부작용은 단기 또는 장기간에 걸쳐 복용한 사람에게서 실제로 많이 나타나는 것들이다. 심지어 혈압약을 장기 복용하면 당뇨병, 간염, 신부전과 같은 2차 질병에 걸릴 수도 있다. 이런 병들은 서양의학으로는 아직까지 치료할 수 없는 난치병이다. 하루에 겨우 10~20mg 정도의 미량을 매일 복용하여 2차 질병을 얻게 된다면 혈압약은 치료제라고 보기 힘들다.

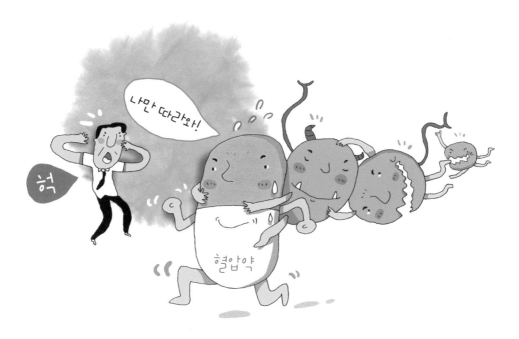

혈압약을 장기간 복용하면 각종 2차 질병으로 고생하게 된다.

06 혈압약은 자연치유력과 면역력마저 앗아간다

　　고혈압을 비롯한 모든 질병의 진정한 치료는 우리 몸이 저절로 나을 수 있도록 하는 자연치유력과 면역력을 원활히 회복할 수 있도록 돕는 것이다. 특히 의학의 힘으로 완치가 안 되는 만성질환이라면 환자가 그 질병에 대해 바르게 알 수 있도록 참된 정보를 제공하고, 질병을 부추기는 나쁜 생활습관을 바로잡기 위해 어떤 노력을 해야 하는지를 구체적으로 교육해야 한다. 이것이 바로 근본적으로 병을 치료하는 최선의 방법이며, 질병의 고통을 줄이는 의사의 진정한 역할이다.

　　하지만 단기간에 증상을 호전시키기 위해 약 처방을 우선으로 하다 보니 환자들의 몸은 서서히 기능이 저하되고 나중에는 그 기능을 완전히 잃게 된다. 이를테면 배변이 시원치 않다고 해서 계속 변비약을 먹으면 대장 기능이 무력해져 나중에는 변비약 없이는 살 수 없게 된다. 이렇듯 약을 먹지 않아도 나을 병인데 약부터 찾는 사람들은 저절로 낫는 자연치유력이 떨어져 나중에는 약을 써도 쉽게 낫지 않는 허약한 체질이 되고 만다.

자연치유력은 스스로 활동할 기회를 주지 않으면 사라진다. 또 몸의 이상 증상을 바로잡기 위한 치유 과정에서 나타나는 증상인 발열이나 발한, 통증, 가려움, 설사 등을 약으로 억제하다 보면 면역 체계에 혼란이 온다. 필요 이상으로 남용하는 약은 면역계를 교란하기 때문에 약을 자주 복용하는 사람이 그렇지 않은 사람보다 각종 질병에 더 쉽게 걸리는 것이다.

많은 의학자들은 지난 수십 년간 간염, 알레르기, 류머티즘성관절염 등의 만성질환이 급격히 늘어난 이유를 약물 남용에 따른 면역기능 이상에서 찾고 있다. 현대의학의 아버지 히포크라테스도 "진정한 의사는 내 몸 안에 있다. 내 몸 안의 의사가 고치지 못하는 병은 어떤 명의도 고칠 수 없다"는 말로 면역력을 강조했음에도, 오늘날의 의료계는 약물 남용으로 진정한 치유의 열쇠인 면역력을 도리어 파괴하는 행위를 서슴지 않고 있다.

질병을 치유하고 건강을 회복하기 위해서는 자연치유력과 면역력을 강화하는 데 중심을 두어야 하는데, 오히려 정반대의 길을 가고 있는 것이다.

고혈압 치료를 바라보는 두 가지 시선

나는 한의사가 된 이후 줄곧 고혈압을 연구해왔고, 많은 환자들을 약 없이 정상 생활이 가능하도록 되돌려놓았다(치료 사례는 4장에 고혈압의 유형별로 제시하였다). 이러한 이야기를 하면 혹자는 의심스런 눈빛으로 이렇게 되묻는다.

"한의사가 무슨 고혈압을 치료해요?"

그리고 어떤 의사들은 환자들이 한의원에 한번 가볼까 한다는 말만 꺼내도 노골적으로 이렇게 말한다고 한다.

"한방 치료는 고혈압을 더욱 악화시키니까 절대로 가서는 안 됩니다."

"한의원에서 치료를 받으려면 여기는 오지 마세요. 그곳에서 치료받지 왜 병원에 옵니까?"

"정 원하시면 한의사에게 가시되, 쓰러진 다음은 책임 못 집니다."

혹시 당신도 이러한 선입견을 가지고 있는가? 그래서 이 책을 펼쳐 들었다가 다시 덮으려 했는가? 그랬다면 당신은 평생 혈압약을 먹고 살아야 한다. 진정 그러고 싶은가?

나는 이렇게 말하고 싶다. 병원에서 처방하는 강압제로 고혈압을 치료하는 것이 최선의 치료법이 아니며, 국민건강을 진정으로 생각한다면 한의사를 폄하하거나 환자들에게 상처나 불쾌감을 주는 말은 삼가야 한다.

한의학의 관점에서 바라본
고혈압

서양의학과 한의학은 병을 바라보는 관점부터 치료법까지 확연히 다르다. 그 차이는 한마디로, '증상만 보고 치료하느냐'와 '병에 걸린 인체를 종합적으로 살펴서 건강한 상태로 되돌려놓기 위해 치료하느냐'의 차이라고 할 수 있다. 전자는 서양의학이요, 후자는 한의학인 것이다.

진실을 말하면, 한의학은 일부 의사들의 말처럼 근거 없고 비과학적인 의료 행위가 아니라 수천 년의 역사를 거쳐 엄격한 검증을 받은 학문이며, 인체를 총체적으로 접근하는 '토털 케어'이고, 개개인의 체질에 맞춰 치료하는 '맞춤형 의학(NBM: Narrative Based Medicine)'이다.

예를 들어 감기에 걸린 사람 1만 명을 모아놓고 갈근탕을 처방하면

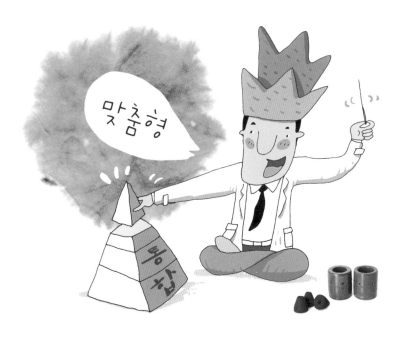

한의학이야말로 개인의 체질과 증상을 종합적으로 살펴
진단하고 치료하는 통합의학이다.

효과를 보는 사람은 30% 정도밖에 되지 않는다. 그렇지만 이러한 결과를 두고 한의학에서는 '갈근탕은 감기에 효과가 없다'고 결론을 내리지 않는다. 오히려 나머지 70%의 사람들 각각에게 갈근탕 말고 다른 한약을 처방하면 효과를 볼 수 있다고 생각한다.

고혈압을 예로 들면, 어떤 사람은 혈압이 200mmHg 이상 올라가도 아무런 증상 없이 생활하는가 하면, 어떤 사람은 혈압이 140~150mmHg인데도 두통, 구토, 불면 등 다양한 고혈압 증상들을 호소하기도 한다. 한의학에서는 이를 "혈압이 200mmHg 이상이어도 아무렇지 않게 살아가는 사람은 정상 혈압이 200mmHg라고 말할 수 있고, 혈압이 140~150mmHg인데도 고혈압의 다양한 증상들을 호소하는 사람은 혈관의 탄력성이 떨어져서 모든 혈관이 혈액의 압력을 잘 감내하지 못하고 있다는 의미이므로 철저하게 생활습관을 개선하고 원인에 따른 치료를 해야 한다"고 분석한다. 후자의 경우는 곧 중풍과 같은 뇌출혈이나 뇌경색, 안면마비 등을 일으킬 가능성이 높다고 보고 치료에 임한다. 이것이 맞춤형 진단이자 치료가 아니고 무엇이겠는가.

한의학에서는 질병의 원인을 '인체 생명 현상의 오르고 내림, 들고 나는 운동의 부조화'로 본다. 그렇기 때문에 질병이 아닌 질병 현상이 오게 하는 그 사람의 인체, 즉 병체가 진단의 대상이 된다. 진단과 치료에 있어서도 그 사람의 병리적 환경을 고려해 생리적인 정상 상태로 다시 되돌리는 데 중점을 둔다.

한의학에는 '미병(未病)'이라는 개념이 있다. 미병이란 건강한 상태와 병이 나타난 상태의 중간 범위, 즉 병이 나기 직전의 상태를 말한다. 한의학의 목표는 이러한 미병 상태의 사람을 병에 걸리지 않게 하는 것이다. 따라서 진단과 치료 모두 맞춤형이자 종합적이다.

서양의학의 관점에서 바라본
고혈압

반면 서양의학은 근거 중심 의학(EBM: Evidence Based Medicine)으로서 과학적 근거에 기초한 치료법을 선택한다. 물론 근거 중심 치료는 매우 중요하다. 하지만 조금 지나치다는 생각이다. 근거 중심 의학에 지나치게 집착하면 환자마다 다른 병환과 증세의 구체적인 요인을 파악하지 못해 개별 치료를 놓칠 확률이 높기 때문이다.

고혈압을 예로 들면, '고혈압이란 혈압이 정상 범위를 넘어선 것'으로

∷ 서양의학에서 분류하는 고혈압의 3가지 유형

고혈압의 유형	특 징
본태성 고혈압	의학적으로 분명한 원인을 모르는 고혈압. 고혈압의 95%가 본태성 고혈압(1차성 고혈압)에 해당한다.
속발성 고혈압	심장 및 신장질환의 2차적 증상으로 발견한 고혈압. 전체 고혈압의 5%에 불과하다.
고혈압 긴급증	혈압이 현저하게 올라가 장기에 치명적 장애가 예상되는 고혈압 증상. 강압제로 즉시 혈압을 떨어뜨려야 하지만 이런 경우는 극소수다.

판단하고 '본태성 고혈압(1차성 고혈압)'과 '속발성 고혈압(2차성 고혈압)'으로 분류한다. 원래는 고혈압을 질병으로 보지 않았다. 신장질환이 발생하기 전에 나타나는 전조증상을 보고 고혈압에 주목하기 시작했다. 그 이후 신장질환과는 직접적인 관계가 없는 고혈압의 존재가 알려지면서 '본태성' 또는 '속발성'이라는 표현을 사용하기 시작한 것이다.

고혈압 가운데 95%가 본태성 고혈압이다. 본태성 고혈압은 '혈압이 수치상으로만 높게 나타날 뿐 원인을 알 수 없는 고혈압'이라는 뜻이다. 따라서 치료법 역시 증상을 완화하거나 억누르는 대증요법에 국한될 수밖에 없다. 속발성 고혈압은 전체 고혈압의 5%에 해당하는데, 심장 및 신장질환으로 인해 생기는 고혈압을 말한다. 예를 들어 신장에 이상이 있거나 호르몬 과다 분비로 고혈압이 되는 것이다. 전체 고혈압 환자 중 원인을 알 수 없는 본태성 고혈압이 약 95%이므로, 상당수 사람들이 원인도 모른 채 혈압약을 먹고 있는 것이다.

■ 전체 고혈압 환자의 95%는 본태성 고혈압

특정 원인 질환에 의해 발생하는 고혈압을 '속발성 고혈압'이라고 한다. 이와 달리 발병 원인이 분명하지 않은 고혈압을 '본태성 고혈압'이라고 한다. 전체 고혈압 환자의 약 95%이다.

지금까지의 연구에서 본태성 고혈압은 몇 가지 체질적 요인의 영향을 받는 것으로 밝혀졌다.

예를 들어 신장의 나트륨 재흡수에 관여하는 유전자에 이상이 생긴 경우에 고혈압이 발생할 수 있다는 것이다. 고혈압의 대표적인 2차 질병인 뇌졸중에도 유전자가 관여하는 것으로 보고 있다. 고혈압 환자가 가장 두려워하는 뇌출혈은 누구나 다 생기는 것이 아니라 뇌출혈을 일으키는 체질적인 특성에 의해 발병한다는 것이다.

최근 들어 고혈압의 체질적 요인이 차츰 구체적으로 밝혀지고 있다. 현재로서는 혈압 조절에 중요한 역할을 하는 뇌·중추신경계, 신장, 심혈관계, 내분비계, 혈관의 평활근 세포막 등의 이상이 고혈압을 유발하는 것으로 추정하고 있다.

■ 신장질환이 원인으로 발생하는 '신성 고혈압'과 '신혈관성 고혈압'

속발성 고혈압은 전체 고혈압 환자의 5% 정도를 차지하므로 그렇게 많은 편은 아니지만 35세 이하의 젊은 고혈압 환자 4명 중 1명이 속발성 고혈압이라고 알려져 있다.

속발성 고혈압은 환자에게 고혈압을 일으키는 원인 질환이 있어 발생한 것이므로 대개 그 원인 질환을 치료하면 혈압도 조절된다. 속발성 고혈압에서 가장 흔한 것은 '신성 고혈압'과 '신혈관성 고혈압'으로 두 가지 다 신장질환이 원인이다.

신장에 이상이 생겨 수분이 정상적으로 배출되지 못하면 혈액량이 늘어나 혈압이 높아진다. 이것이 '신성 고혈압'이다. 신장으로 들어오는 혈액량이 감소하면 소변을 충분히 만들지 못하고 나트륨도 제대로 배설하지 못하게 되므로 신장이 혈압을 높여 이를 해결하려고 고혈압이 발생한다.

■ 내분비계 이상이나 대혈관 질환으로 발생하는 고혈압

내분비성 고혈압은 부신피질이나 수질에서 분비되는 호르몬의 이상으로 발생한다. 대표적인 것은 부신피질의 양성 종양이나 이상 증식(과형성) 등에 의해 알도스테론이 과잉 분비되는 '원발성 알도스테론증'이다. 알도스테론은 신장의 세뇨관에서 나트륨을 재흡수하고 칼륨을 배출하는 일을 한다. 그 때문에 알도스테론이 너무 많이 분비되면 혈중 칼륨이 저하되어 혈액량이 늘어나게 되므로 혈압이 높아진다.

그 외에 부신피질에서 당질코르티코이드가 만성적으로 과다하게 분비되어 일어나는 쿠싱 증후군도 속발성 고혈압의 원인이 된다. 당질코르티코이드가 혈압 상승 물질의 증가에 관여하기 때문이다.

대혈관 질환으로 발생하는 고혈압도 있다. 대동맥판막 폐쇄 부전증(대동맥판 역류증)은 심장이 수축한 후 대동맥판막이 완전히 닫히지 않아 심장 근육이 이완할 때 대동맥으로부터 좌심실로 혈액이 역류하는 질병이다. 심장은 역류된 분량만큼 더 많은 양의 혈액을 뿜어내야 하므로 혈압이 높아진다.

그 밖에 스테로이드 같은 약물의 부작용으로 고혈압이 발생하기도 한다.

■ 임신 중과 폐경기 이후에 생기는 여성의 고혈압

일반적으로 여성은 남성보다 혈압이 낮은 편이다. 여성호르몬이 혈관의 수축과 노화를 막고 수분과 나트륨의 배출을 촉진하기 때문이다. 그러나 폐경기 이후에는 여성호르몬의 분비가 급격히 줄어들어 혈압이 높아진다. 이 시기에는 대부분의 여성들이 쉽게 살이 찌기 때문에 고혈압과 비만을 막으려면 염분 섭취를 줄이고 과식하지 않도록 주의해야 한다.

그런데 여성의 고혈압은 폐경기 이후보다 임신했을 때가 더 심각하다. 특히 고혈압 위험인자를 가진 여성은 임신을 계기로 혈압이 높아지는 경우가 많다. 특히 지나치게 살이 찌면 '임신성 고혈압'이 되기 쉬우므로 임신 중에는 비만이 되지 않도록 주의해야 한다. 임신 중 최종적인 체중 증가는 표준 체중인 경우에는 8kg 이내이고 많아도 10kg을 넘지 않아야 한다. 임신 중 고혈압 치료에 대해서는 태아에 미치는 영향을 고려하여 약물 치료보다는 비약물요법을 하는 것이 좋다. 여성의 고혈압은 원인과 치료에 보다 세심한 주의를 기울여야 한다.

■ 수축기 혈압이 높아지고 혈압이 쉽게 변동하는 노년기 고혈압

노년기 고혈압의 특징 중 하나는 이완기 혈압에 비해 수축기 혈압이 유독 높다는 것이다. 그 원인으로 동맥경화증을 들 수 있다. 동맥경화증이 진행되면 혈관의 내강이 좁아져서 혈액의 흐름이 나빠진다. 몸 구석구석까지 혈액을 보내려면 심장은 보다 강한 힘으로 혈액을 뿜어내야 하므로 혈압이 오르게 된다. 정도의 차이는 있지만 나이가 들수록 동맥경화증이 진행되므로 노년기에는 수축기 혈압이 꾸준히 높아진다.

동맥경화증 외에도 노년기에는 혈관의 탄력성이 떨어지고 자율신경계의 조절이 제대로 되지 않는 등 여러 가지 노화 현상이 나타난다. 특히 대동맥 같은 굵은 혈관이 굳고 딱딱해지기 때문에 수축기 혈압이 높은 '수축기 고혈압'이 많이 발생한다. 이런 이유로 노년기에는 고혈압 환자의 비율이 높아진다. 실제로 65세 이상에서는 3명 중 1명이 고혈압 환자라고 한다.

노년기 고혈압은 단순히 혈압만 높은 것이 아니라 혈압이 쉽게 변동하는 것도 특징이다. 예를 들어 눕거나 앉아있다가 갑자기 일어서면 뇌로 가는 혈류가 줄어들어 머리가 순간적으로 빙 돌거나 어지러운 기립성 저혈압이 일어난다. 식사 후 30~90분 사이에는 음식물을 소화·흡수하기 위해 혈액이 소화기관에 모이느라 뇌로 충분히 공급되지 못해 혈압이 떨어져서 어지럽거나 비틀거리기도 한다. 또 노인은 목욕 후에도 혈압이 쉽게 떨어진다.

노년기 고혈압의 진단과 치료는 일반 성인과 마찬가지이다. 수축기 혈압이 140mmHg 이상이고 이완기 혈압이 90mmHg 이상일 때 고혈압으로 진단하며, 경증인 경우에는 생활습관을 개선하고 적절한 운동으로 혈압을 조절한다. 그러나 노년기에 갑자기 생활습관을 크게 바꾸면 적응하기가 어렵고 생활의 질도 떨어진다. 그래서 비약물요법은 무리하지 않는 범위에서 하고 조기에 혈압강하제를 사용하는 경우도 있다. 치료 방법은 본인의 의지를 중시하여 가족이 함께 의사와 상담하여 결정하도록 한다.

약물 치료를 할 때 한 가지 주의할 것이 있다. 노인들은 병원을 여러 군데 다니면서 다양한 질병의 약을 처방받는 경우가 많은데 그 중에는 혈압강하제와 상호 작용을 일으키는 약이 있을 수 있다. 자칫 약효가 증가 또는 감소되거나 부작용이 생길 수 있으므로 현재 어떤 질병으로 어떤 약을 복용하고 있는지 의사에게 정확한 정보를 알려주어야 한다. 또 깜빡 잊고 약을 거르거나 나중에 한꺼번에 모아서 먹는 일이 없도록 가족의 세심한 관리도 필요하다. 노년기 고혈압을 치료할 때는 생활습관 개선이나 운동도 중요하지만 무엇보다 생활의 질을 고려하는 것도 중요하다.

■ 생명이 위태로운 '고혈압 긴급증'

고혈압 긴급증은 혈압이 현저하게 올라가 그대로 두면 빠른 시간 내에 장기에 치명적인 손상을 입혀 생명이 위독해질 수 있는 상태를 말한다. 그러나 최근에는 삶의 질이 매우 높아져 이러한 중증 고혈압 환자들의 수가 매우 적어졌다. 특히 고혈압 긴급증이 발생해 진단이나 치료가 절박한 경우는 아주 드물다.

고혈압 긴급증을 진단할 때는 단순히 혈압이 높은 것뿐만 아니라 관련 장기의 장애 정도를 정확히 파악해야 한다. 고혈압 긴급증과 같이 절박한 사태가 일어나지 않는 한 혈압을 약물로 즉시 내려야 하는 경우는 거의 없다고 해도 과언이 아니다. 결국, 혈압약을 먹어야 하는 사람은 심장 및 신장질환으로 인해 혈압이 급격히 올라가는 속발성 고혈압 환자들(5%에 불과하다)과 극소수의 '고혈압 긴급증' 환자들뿐이다.

제1의 명약은
'질병을 부르는 생활'을 바로잡는 것

한의학과 서양의학의 관점으로 고혈압을 살펴보고 나니, 고혈압을 제대로 치료하려면 생명에 대한 관점을 '대상 중심'에서 '관계 중심'으로 바꿀 필요가 있다는 생각이 더욱 강해진다. 한의학의 경락 개념을 빌려 정리하면, 인간과 자연은 서로 떼어낼 수 없는 생명의 그물로 연결되어 있어 생명과 질병 현상은 '부분과 전체 사이의 긴장 관계'가 결정하기 때문이다.

자신의 몸은 자신이 가장 잘 안다. 그러니 건강을 유지하기 위해서 늘 균형감각을 키워야 하고, 질병에 걸리지 않기 위해 평소 꾸준히 노력해야 한다. 자신만이 자신의 병을 치유할 수 있다. 질병은 내 삶이 만든 결과로 나타난 현상이다. 내가 어떻게 살았느냐에 따라 병이 만들어지고, 또 생겨난 병이 사라지기도 한다. 결국 내 의지와 생활습관에 건강이 달려 있다.

병든 나를 낫게 하는 것은 의사가 아니라 바로 나 자신이며, 질병을 부르는 생활부터 바로잡는 것이다. 이것이 현명한 고혈압 치료법임을 잊지 말자.

08 고혈압 치료에 대한 명확한 대답

　질병과 생활습관이 얼마나 밀접한 관련이 있는지를 미처 알지 못하던 시절에는 일단 고혈압이라는 진단을 받으면 아무런 의심 없이 약을 복용했다. 하지만 다방면의 연구를 통해 고혈압이 생활습관에서 비롯된다는 것이 밝혀진 지금은 식생활 조절을 통해 고혈압을 개선하려는 사람들이 점차 늘어나고 있다. 하지만 여전히 병원밖에 모르는 사람들은 하루라도 혈압약을 거르면 당장 큰일이 나는 줄 알고 있다.

　앞에서 말했듯이 고혈압은 인체의 항상성을 유지하기 위한 현상이며, 근본 원인을 제거하면 서서히 개선된다. 사실 병원에서 처방한 혈압약을 복용하면 혈압 수치는 정상이 될 수 있지만 평생 약을 먹으면서 부작용에 시달려야 한다. 이것은 서양의학이 고혈압의 근본 원인을 바로잡지 않고 그저 약을 통해서 눈에 보이는 혈압 수치만 낮추려고 하기 때문이다.

'당장 증상은 없어지지만, 적잖은 부작용이 유발된다.'

이는 서양의학에서 행하는 치료의 공통된 문제점이다. 서양의학을 공부한 의사들 중 상당수가 이러한 치료법에 회의를 느끼고 있다. 대표적으로 미국의 소아과 전문의이자 의학박사인 로버트 멘델존은 "서양의학은 '병의 원인'이 아닌 '병의 증상'에 휘둘리고 있다"고 말했다. 치료의 원칙은 병의 원인부터 없애는 것인데도 왠지 의사들은 이 문제에는 큰 관심을 보이지 않고 있다는 것이다. 그렇기 때문에 근본적인 치료를 하지 못하고 있다는 것이다.

내 몸 안의
자연치유력을 깨워라

《뉴잉글랜드 의학잡지(New England Journal of Medicine)》의 주간이던 프란츠 인겔핑거는 1976년에 〈의사는 과연 병을 고치고 있는가〉라는 글을 발표했다. 그는 자신의 풍부한 임상 경험을 분석한 결과, 병을 고치기 위해 의사가 관여하는 부분이 생각만큼 크지 않았다고 말했다. 그는 "대략 11%는 의사가 고친다고 해도 9%는 오히려 의사가 개입해서 더 악화되었다"고 말한다. 더욱 중요한 사실은 "80%는 의사가 관여하든 관여하지 않든 결과에는 별 차이가 없었다"는 것이다. 이는 이른바 '자연치유력'이 병을 치료하는 데 얼마나 중요한지를 보여주는 매우 중요한 단서라고 할 수 있다. 와타나베 쇼는 "병은 약으로 낫는 것이 아니라 스스로의 생명력으로 낫는다. 이처럼 스스로 병을 고치는 힘을 '자연치유력'이라 한다"라고 말했다.

나도 이들의 의견에 전적으로 동의한다. 그래서 자연치유력으로 고혈압을 치료하기 위해 30여 년간 노력했으며, 지금도 관련 연구를 계속 하고 있다. 내가 이렇게 자연치유력을 연구하고 있는 까닭은 인체는 늘 자신이 해오던 대로 움직이려는 항상성을 지니고 있기 때문이다. 다시 말하면 인체는 혈압과 체온 이외에도 산소, 수분, 염분, 체액이 균형을 이루면서 늘 그러한 상태를 유지할 수 있도록 스스로를 조율하면서 모든 기관과 조직을 움직이고 있다. 따라서 고혈압도 자연치유력을 일깨워 치료해야 한다는 게 나의 신념이다.

반드시 원인을 알고
치료하라

한의학의 개념 중에 '증치의학(證治醫學)'이라는 것이 있다. 이것은 '사람은 원래부터 균형을 이룬 상태로 태어나는데, 외부의 어떤 원인이 균형을 깨뜨려 병이 생긴다'는 관점이다. 다시 말해 병의 증상인 증(症)을 통해 병의 원인을 파악해 병을 근본적으로 치료한다는 것이 증치의학의 핵심이다.

서양의학에서는 고혈압을 약으로 치료한다. 그러한 치료법은 일시적으로 증상을 완화하는 대증요법일 뿐 완치 요법이 아니므로 평생 약을 먹을 수밖에 없다. 이는 오늘날 병원이 고혈압, 고지혈증, 심장병, 중풍, 당뇨병, 아토피, 비염, 천식, 알레르기질환 등의 만성질환자들로 넘쳐나는 이유이기도 하다.

원인을 알지 못한 상황에서 장기간 대증요법으로 치료를 하면 개인의 몸 상태나 상황에 따라서 상당히 위험해질 수 있다. 증상을 억누르면 당장 몸은 편해지지만 저절로 낫게 하는 우리 몸의 자연치유력이 억제당해 근본적으로 치유할 기회를 잃게 된다. 결국 병이 더 악화되고 계속 약을 먹어야 하는 악순환이 반복된다. 그리고 알게 모르게 부작용으로 고생한다. 인체의 자연치유력이 억제되면 나중에는 면역력을 완전히 잃어 '2차 질병(합병증)'이라는 새로운 병까지 더 얻고 만다. '병이 병을 만드는' 셈이다.

물론 대증요법을 무시할 수는 없다. 급성질환으로 증상이 심할 때는 당장 증상을 억눌러서 생명이 위급해지지 않도록 치료해야 한다. 그러나 오늘날 급증하는 대부분의 만성질환과 난치성 질환은 증상만 억누르는 과잉 대증요법으로 인해 병이 더욱 깊어질 수밖에 없다.

서양의학이 자연치유력을 제대로 보지 못하는 까닭은 '눈에 보이는 것'

만 보고 인체를 '전체적인 관점'에서 바라보지 못하기 때문이다.

인간의 몸은 물리학의 관점에서 양자론으로 접근해야 비로소 이해할 수 있다. 우리 눈에 보이지 않는 것들이 서로 밀접한 관계를 맺고 하나로 연결되어 있는 것이 인간의 몸, 즉 인체(人體)다. 인체는 보이지 않는 97%의 암흑 물질과 암흑 에너지, 그리고 보이는 3%의 항상성에 의해 조절된다. 따라서 3%의 보이는 현상에 치중할 것이 아니라, 보이지 않는 97%의 근본적 원인에 눈을 돌려야 한다. 고혈압에서 3%의 보이는 현상은 '혈압이 높다'는 현상이다. 그러나 보이지 않는 97%가 끊임없이 신호를 보내면서 몸의 주인이 생명의 위험 신호를 알아차려주기를 기다리고 있다. 혈압이 높은 데는 반드시 원인과 이유가 있다. 그러니 그것을 알아내 치료하면 고혈압은 반드시 낫는다.

수치상의 정상 혈압은
무의미하다

중요한 것은 서양의학으로 치료하느냐, 혹은 한의학으로 치료하느냐가 아니다. 어떤 방법이 됐든 중요한 것은 '고혈압의 근본 원인을 치유하고 몸의 균형을 되찾아서 정상 혈압으로 만드는 것'이다.

약으로 혈압을 떨어뜨려 수치상의 정상 혈압을 유지할 것인가? 아니면, 시간이 걸리더라도 근본 원인을 찾아 몸의 균형을 되찾음으로써 정상 혈압을 회복할 것인가? 어떤 방법이 올바른지는 누가 봐도 쉽게 알 수 있다.

현대의학의 아버지 히포크라테스는 의사들만의 일급 비밀을 다음과 같이 남겼다.

"우리 의사들이 성공하는 것과 똑같은 이유로 주술사도 성공을 합니다. 모든 환자는 몸 안에 자신만의 의사가 있습니다. 환자 몸 안에 각각 자리 잡고 있는 의사에게 일할 기회를 주는 것이 의사가 해야 할 최상의 임무입니다."

안타까운 사실은, 이러한 의학의 아버지의 뜻을 거스르고 몸 안의 의사는 무시한 채 눈앞의 이익 중심으로 치료를 하려는 후예들이 지금 이 시대에 넘쳐나고 있다는 것이다.

자연이 우리에게 준 선물, 자연치유력

아메바와 같은 단세포 생물에서 인간에 이르기까지 지구상의 모든 유기체는 생명을 유지하는 내적 메커니즘인 항상성에 의존한다. 그렇기에 인체는 부분이 아닌 전체로서 이해해야 하고, 고혈압도 부분이 아닌 인체 전체의 현상으로 접근해야 한다. 인체가 정상적인 상태를 유지하기 위해 노력하는 과정에서 고혈압, 고혈당, 고지혈증이 생기기 때문이다.

자연이 우리에게 준 선물은 자연치유 능력과 면역력이다. 이는 최첨단 방어 시스템으로, 각종 병원균과 질병에서 우리 몸을 지켜준다. 병에 걸렸을 때도 이 훌륭한 방어 시스템을 최대한 활용하는 것이 고혈압을 비롯한 모든 질병의 원인을 제거하고 우리 몸이 저절로 정상화될 수 있는 길인 것이다.

자연치유력을 위한 5가지 지혜

앤드루 와일 박사의 《자연 치유》(1997년 국내에서 번역 출간)는 미국에서 베스트셀러가 되었고, 와일 박사는 타임지가 뽑은 가장 영향력 있는 25명의 미국인 중 한 명으로 대서특필되었다. 그는 "질병의 치유로 가는 최대의 희망은 면역 반응이다. 생물은 모두 치유 능력이 있다"라고 강조했다. 그러면서 자연치유에 필요한 5가지 지혜를 다음과 같이 제시했다.

- 몸은 건강해지고 싶어한다.
- 치유는 자연의 힘이다.
- 몸의 각 부분은 하나로 연결되어 전체가 된다.
- 마음과 몸은 분리되지 않는다.
- 신념이 치유력에 큰 영향을 끼친다.

자연치유력을 무시한 서양의학의 큰 실수 1 _ 편도선 수술

샤론 모알렘은 자연치유력을 무시한 서양의학의 실수를 꼽았는데 그중 하나가 편도선 수술이다.

임파계통에서 가장 크고, 단지 입을 벌리기만 해도 볼 수 있는 놀라운 임파계통이 바로 편도선이다. 편도선은 목구멍 안쪽에 하나씩 있으며, 인체의 반응 기전에 중요한 역할을 한다.

인체가 노폐물을 제대로 제거하지 못하면 편도선은 독소로 가득 차 붓고 염증이 생기면서 몸에 열이 발생한다. 그 영향으로 침이나 음식을 삼킬 때마다 목구멍이 아파 식사를 하는 것도 힘들어진다. 이런 반응은 과부하가 걸린 인체의 상태를 알려줌으로써 한동안 음식물의 섭취량을 줄이고 물이나 주스 등 가벼운 음식을 먹게 만드는 자가치유적인 항상성의 반응으로 시간이 지나면 저절로 편도선의 통증이 멈추고 건강한 상태로 돌아간다.

서양의학계에서는 편도선을 골치 아프고 중요하지 않은 부속물로 간주하면서 약도 모자라 수술을 통해 편도선을 뿌리째 뽑아낸다. 하지만 자연치유의 측면에서 볼 때 편도선은 몸에 위험이 생길 것을 미리 알려주는 체내 경보 장치의 하나다. 그처럼 중요한 일을 하는 편도선을 떼어내는 것이 합당할까? 집에 비유하자면, 안전을 위해 집 안에 설치된 매우 정교하고 값비싼 경보 장치를 시끄럽다는 이유로 떼어버리는 것과 같다. 경보 장치가 없는데 강도나 도둑이 들어온다면 어떤 결과가 일어나겠는가?

자연치유력을 무시한 서양의학의 큰 실수 2 _ 맹장 수술

인체의 정화 장치이며 경보 장치를 하는 기관이 맹장이다. 서양의학에서는 맹장을 고통과 슬픔, 두통을 유발하는 쓸모 없고 골치 아프고 필요 없는 기관으로 생각한다. 그 결과 적지 않은 사람들이 맹장을 떼어버리는 수술을 받았다.

맹장은 소장에서 대장으로 넘어가는 곳에 완벽하고 전략적인 곳에 위치해 있다. 맹장은 대장의 입구에만 있는 것으로 소화계통이나 체내의 다른 어디에서도 볼 수 없다. 대장벽에서 쏟아져 나오는 노폐물을 분쇄하고 제거하는 물질을 맹장이 분비하는 중요한 역할을 한다. 떼어버리면 그 역할을 어떻게 할 것인가?

체내의 모든 기관은 필요에 의해 우리 몸속에 자리 잡고 있으면서 고유한 기능을 가지고 다른 부분들과 완벽한 조화를 이루며 일을 한다. 필요하지 않다면 애초부터 그곳에 없었을 것이다. 그처럼 소중한 장기들을 과학이라는 명분하에 떼어내면 그 뒷감당은 누가 할 것인가?

지금도 고혈압·암·당뇨·고지혈증·동맥경화에 대한 치료를 이와 유사한 방법으로 하고 있다. 이제부터라도 환자 스스로가 자신의 자연치유력을 챙겨야 한다.

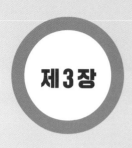

제3장

약 없이
혈압을 낮추는
생활습관

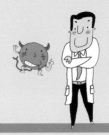

어느 누구도 혈압약을 먹고 도리어
병을 더 얻을 것이라고는 생각하지 못했을 것이다.
부작용의 두려움에 갇혀 살 바엔 혈압약을 끊고
스스로 혈압을 낮추는 생활을 하는 편이 낫다.
이것이 영원히 혈압약과 결별할 수 있는
유일하면서도 가장 강력한 방법이다.
그러나 만약 혈압약만 끊고 생활습관을 바꾸지 않는다면,
분명 인체는 과거보다 훨씬 강한 압력으로
혈액순환을 위한 혈액 펌프질을 할 것이며,
결국 생명이 위협받을 수밖에 없다.

01 고혈압이 생활습관병인 이유

생활습관이 병의 진행과 밀접한 관계가 있는 질병을 생활습관병이라고 한다. 고혈압·당뇨병·위장병·뇌졸중·암 등이 대표적인 생활습관병으로 우리나라 의학계에서는 '성인병'이라 불리다가 2003년 5월에 '생활습관병'으로 명칭이 바뀌었다. 생활습관병을 프랑스에서는 '생활 습성 질환'으로, 영국에서는 '라이프 스타일 관련 병'으로, 독일에선 '문명병'으로 각각 부르고 있다.

생활습관병이라는 명칭이 정착된 이후로 의학계에는 변화가 일었다. 수술이나 약물 요법이 아닌 생활습관을 개선하는 것으로 병을 치료하는 의사들이 늘어나고, 생활습관병의 60% 이상이 생활습관을 바꿈으로써 예방하고 치료할 수 있다는 연구 결과도 속속 발표되고 있다.

이처럼 서양의학이 생활습관과 병의 연관성을 인식한 것은 최근의 일이지만, 한의학에서는 애초부터 '모든 질병은 생활습관에서 비롯된다'는 관점에서 진단과 치료를 해왔다. 그런 점에서 한의학을 구시대적인 의학이 아니라 인체를 통합적으로 이해하고 치료하는 인간 중심의 의학이라고 하는 것이다.

한의학에서는 질병의 원인을 다음의 3가지로 설명한다.

- **어혈** : 질병의 대표적인 원인이다. 혈액이 산성화되고 혈액의 구성 성분에 문제가 발생하면 고혈압, 당뇨병, 고지혈증, 동맥경화, 암 등이 발생한다. 혈액이 맑아지면 만병이 치료된다.
- **원기(면역력) 부족** : 모든 병의 원인 중 하나다. 원기가 떨어지면 합병증이 발생하고, 원기가 상승하면 만병이 치료된다.
- **체질적 특성** : 질병의 원인 중 하나다. 체질의 특성을 감안해 치료하면 근본 원인을 빠르게 치료할 수 있다. 근래에는 약도 체질이나 성별의 특성을 감안한 처방을 시도하고 있다.

생활습관병의 원인은
'탁한 혈액'

혈액은 한순간도 쉬지 않고 머리끝에서 발끝까지, 피부에서 뼛속까지 돌아다니면서 영양을 공급하고 인체의 독소나 노폐물을 제거하는 역할을 한다. 혈액의 압력이 높으면 고혈압, 혈액의 혈당이 높으면 당뇨병, 혈액의 지방이 높으면 고지혈증, 혈액을 운송하는 혈관이 경화되면 동맥경화, 혈액이 탁하면 정화하기 위해 세포 덩어리가 생기는데 그것이 암이다.

고혈압·당뇨병·고지혈증·동맥경화·암은 인체에서 가장 중요한 혈액을 깨끗하게 정화하기 위한 자연치유 반응이며, 혈액이 깨끗해져야 모든 병이 낫고 인체가 건강해지는 것이다.

잘못된 생활습관이
혈액을 탁하게 만든다

사람은 개성을 지닌 생명체이다. 즉 인체의 구조는 같아도 면역력, 저항력, 자연치유력은 사람마다 달라서 질병이 생기는 방식과 나타나는 증상도 다르다. 과로나 스트레스에 의해서 질병이 생겨도 어떤 사람은 당뇨병, 고혈압, 신장염이나 통풍, 심근경색이나 협심증이 생기고, 혈관이 약한 사람은 동맥경화가, 혈액이 너무 탁한 사람은 암이 발생하기가 쉽다. 요컨대 질병이라는 것은 그 사람의 유전적, 체질적으로 타고난 강하고 약한 부분에 평소의 습관이 덧대지면서 나타나는 것이다.

그런데 대표적인 생활습관병인 고혈압과 당뇨병은 한 사람에게 동시에 발생하는 경우가 많고 발병 원인과 진행 과정도 비슷하다. 그러니 고혈압이 있을 때는 당뇨병이 겹치지 않았는지를 살펴보고, 당뇨병이 있으면 고혈압이 생길 수 있는 가능성도 염두에 두어야 한다.

고혈압과 당뇨병은 비슷한 점이 많다. 우선 체질의 영향을 많이 받고 비만이나 심한 스트레스, 운동 부족 등 다양한 유발 인자가 작용해 발병한다는 점이 그렇다. 또한 혈액이 깨끗하지 못하다는 점, 확실하게 치료하지 않으면 동맥경화를 일으키고 더욱 악화되면 뇌·심장·신장 등의 주요 장기에 장애를 일으킨다는 점도 비슷하다.

마크 넬슨 박사는 〈미국고혈압저널〉에서 고혈압 환자의 42%가 생활습관만 바꿔도 혈압약을 먹지 않아도 되고, 당뇨병은 적절한 식사와 운동으로 50%까지 예방할 수 있다고 했다. 여러 의학 논문들의 저자들 역시 고혈압, 당뇨병, 고콜레스테롤증 환자들은 건강한 생활습관을 반드시 지켜야 한다고 주장한다.

생활습관이 양 의학계의 화두가 될 만큼 중요한 이유는 다음 표를 통

:: 생활습관과 질병의 관계

생활습관	잘못된 생활습관에서 비롯된 질병들
잘못된 식습관	고혈압, 당뇨병, 비만, 고요산증, 심장병, 대장암, 치주질환 등
운동 부족	고혈압, 당뇨병, 비만, 고지혈증 등
흡연	고혈압, 폐암, 심장병, 만성 기관지염, 폐기종, 치주질환 등
음주	고혈압, 알코올중독, 알코올성 간질환 등

해 확인할 수 있다.

표에서도 드러났듯이 고혈압을 비롯한 질병들은 식습관, 운동 습관, 흡연 습관, 음주 습관 모두와 밀접한 관련이 있다. 특히 고혈압은 유전적인 원인이 어느 정도 작용해서 생기기도 하지만 대부분은 스트레스, 과로, 과식과 폭식, 운동 부족과 같은 생활습관이 가장 큰 원인이다. 따라서 고혈압을 예방하고 치료하려면 반드시 기존의 잘못된 생활습관과 주변의 환경 요인부터 바꾸는 지혜가 필요하다. 더불어 이미 고혈압 치료를 받고 있는 사람도 생활습관을 개선하면 2차 질병 예방에 많은 도움이 된다.

그렇다면 생활습관 개선으로 혈압을 얼마나 조절할 수 있을까?《한국 고혈압 진료 지침서》에 실린 연구 결과는 생활습관 개선만으로도 고혈압 환자에게서 매우 유익한 결과가 나타났음을 보여준다. 특히 체중 감량을 통해 적정 체중을 유지하면 수축기 혈압이 5~20mmHg 정도 내려간다. 지방의 섭취를 줄이고 채소와 과일 등으로 균형 잡힌 식사를 하면 8~14mmHg 정도 혈압을 낮출 수 있다. 더불어 저염식으로 하루 염분 섭취량을 6g 이하로 줄이면 2~8mmHg 정도 혈압을 낮출 수 있다. 하루 30분 이상 걷기와 같은 활동을 통해 유산소 운동량을 늘리면 4~9mmHg 정도 혈압이 내려가고, 술을 끊고 금연하면 2~4mmHg 정도의 혈압을 내릴 수 있다.

이렇듯 잘못된 생활습관을 바꾸다 보면 어느새 혈압이 정상 범위에 도달할 것이다.

혈압을 200mmHg 이상으로 올리는 생활습관

● 극심한 스트레스

● 갑작스러운 운동

● 과도한 성생활

● 배변 시 과도하게 힘을 주는 것

● 급격한 온도 변화

혈압을 내리는 생활습관

● 체중 감량을 통해 적정 체중을 유지하면

　➡ 수축기 혈압이 5~20mmHg 정도 내려간다.

● 지방 섭취를 줄이고 채소, 과일 등 균형 잡힌 식사를 하면

　➡ 수축기 혈압이 8~14mmHg 정도 내려간다.

● 하루 염분 섭취량을 6g 이하로 줄이면

　➡ 수축기 혈압이 2~8mmHg 정도 내려간다.

● 하루 30분 이상 걷기와 같은 유산소 운동량을 늘리면

　➡ 수축기 혈압이 4~9mmHg 정도 내려간다.

● 술을 끊고 금연하면

　➡ 수축기 혈압이 2~4mmHg 정도 내려간다.

혈압을 낮추는 생활습관 1

혈압 수첩은 당장
버려라

고혈압인 사람들은 기본적으로 혈압 수치에 민감하다. 그런데도 혈압 수첩을 늘 끼고 있으니 그 민감도는 더욱 높아진다. 간혹 수첩을 보면서 괜히 긴장하고 신경을 지나치게 쓰는 탓에 혈압을 스스로 올리는 사람들이 있다. 이런 사람들은 혈압이 그다지 높지도 않고 안정적으로 잘 조절되는데도 자꾸 혈압을 잰다.

만일 당신이 그런 사람이라면 이제부터는 혈압 수치에 둔감해지는 것이 좋다. 병원에서만 혈압을 재고 집에서는 아예 혈압을 재지 마라. 혈압을 재고 하루종일 혈압 수치에 신경 쓰는 것은 참으로 어리석은 짓이다. 그럴 시간에 차라리 가벼운 운동을 하는 편이 시간관리나 혈압관리 면에서 훨씬 이익이다.

문제는, 대체로 병원에서 혈압을 재면 평소보다 높게 나온다는 점이다. 의사 앞에만 가면 가슴이 두근거려 혈압이 올라가는 현상을 흔히 '흰 가운 고혈압'이라고 한다. 평소에는 정상 혈압을 유지하다가도 의사가 혈압을 재면 혈압이 높게 나오는 것은 혈압 재는 일을 마치 시험처럼 받아들여 불안해하기 때문이다. 아예 혈압 수치에 둔감해진다면 그러한 불안감도 어느새 잦아들 것이다.

　몸에 별다른 이상 증상이 없다면 혈압 수치에 그렇게 연연해하지 않아도 된다. 혈압 수치가 조금만 높아도 좌불안석이 되어 불안을 느끼면 오히려 심리적인 영향으로 혈압이 더욱 올라간다.

03 혈압을 낮추는 생활습관 2

적정 체중을
유지하라

비만은 다양한 질병의 원인일 뿐만 아니라 각종 대사증후군의 위험도 높인다. 특히 내장지방형 비만은 고혈압이 되기 쉽고 대사증후군과의 관련이 깊다.

배꼽 높이에서 측정한 허리둘레가 남성은 85cm 이상, 여성은 90cm 이상일 때 내장지방형 비만으로 진단한다. 내장지방형 비만 외에, 고혈압, 고혈당, 이상지질혈증 중 두 가지 이상의 위험인자가 있으면 대사증후군에 해당하고, 그중 한 가지만 있으면 대사증후군의 위험군에 속한다.

그렇다고 저체중이 바람직한 것은 아니다. 너무 마르면 면역력이 떨어져 바이러스에 쉽게 감염되고 고혈압을 억제하는 힘도 떨어진다. 특히 나이가 들수록 저체중인 사람은 다양한 질병에 걸리기 쉽다.

특히 30대 이후에는 기초대사율의 감소로 살이 찌기 쉬우므로 연령에 따른 체중 증가를 최소한으로 억제하는 것이 좋다.

고혈압 환자에게 가장 중요한 것은 적정 체중을 유지해 비만을 막는 것이다. 그러려면 무엇보다 식습관이 중요하다. 채식 위주의 식사를 하면 육류의 섭취도 줄일 수 있다. 비타민과 미네랄이 풍부한 식물성 식품, 좋은 지방(오메가 3-지방산), 식이섬유를 적절히 먹으면 혈압도 낮출 수 있고, 대사증후군도 예방할 수 있다.

평소의 자신의 식습관을 살펴보고 잘못된 것을 바로잡아 적정 체중을 유지하도록 하자.

혈압을 낮추는 생활습관 3

혈압이 크게 오르는
오전 6~9시를 조심하라

혈압은 대개 낮에는 높았다가 밤이 되면 낮아지지만 고혈압 환자에게는 특히 위험한 시간대가 있다. 하루 중에서 혈압이 급상승하는 오전 6~9시 사이이다. 이 시간대에는 수축기 혈압과 이완기 혈압이 모두 높아지기 때문에 '마(魔)의 3시간'으로 불린다.

이 시간대에 일어날 때는 이부자리에서 갑자기 나오지 말고, 이불 속에서 어느 정도 시간을 들여 몸을 덥히고 나서 천천히 일어나야 한다. 마찬가지 이유에서 혈압이 높은 사람을 깨울 때도 갑자기 이불을 휙 들춰내서는 안 된다. 일어나기 전에 자리에 누운 상태로 5번 정도 크게 심호흡을 하면 혈압이 10mmHg 정도 내려간다.

아침에 잠에서 깨면 먼저 물 한 컵을 마신다. 기상 후 물을 마셔야 하는 이유는 두 가지다. 첫 번째는 잠 자는 사이에 땀과 호흡으로 배출한 수분(250~500mℓ)을 보충하기 위해서다.

두 번째는 혈압 관리 때문이다. 교감신경의 자극으로 잠에서 깨어날 때가 하루 중 혈압이 가장 높은 시간대다. 교감신경은 신체 기능을 강화하는 방향으로 작용하는데, 새벽부터 활성화 정도를 천천히 높여서 몸이 잠에서 깨어나도록 준비한다. 이때 혈압도 함께 높아진다.

이처럼 아침에 잠에서 깬 뒤에 바로 마시는 물은 탈수를 막고, 교감신경의 자극으로 인한 혈압 상승을 둔화시키는 작용을 한다.

혈압을 낮추는 생활습관 4

담배는
당장 끊어라

고혈압 환자는 지금이라도 당장 담배를 끊어야 한다. 고혈압의 최대의 적은 바로 담배다. 담배는 백해무익하다는 말이 있는데, 고혈압 환자에게는 더욱 그러하다. 담배가 고혈압에 특히 좋지 않은 이유는 담배를 피우면 혈압이 급격히 올라가고, 동맥경화가 일어날 확률이 높기 때문이다. 심혈관질환의 첫째 위험인자는 바로 니코틴이다. 담배를 많이 피우면 심장과 폐의 기능이 떨어진다.

고혈압은 혈관이 좁아진 탓에 심장이 더 많은 피를 몸속 곳곳까지 보내기 위해 밀어올려 짜내고 받아들이는 펌프질의 압력이 세지기 때문에 생긴다. 이때 심장은 정맥을 타고 들어온 더러운 피를 폐로 보내 산소가 듬뿍 담긴 신선한 피로 갈아끼운다. 그런데 담배를 피우면 폐에서 신선한 산소를 공급받는 대신 이산화탄소와 온갖 발암물질이 담긴 산소를 받아와 그것이 몸속 곳곳으로 퍼지게 된다.

담배를 많이 피운 사람은 심폐 기능이 떨어져 있어서 진찰을 해보면 심장과 폐맥의 기능이 약해 대부분 치료가 잘 안 되고 장기 치료를 해야 한다. 물론 담배는 끊기가 어렵다. 흡연 행위 자체가 집중력을 돕고 기분 전환에 도움이 되기도 하지만, 담배의 주성분인 니코틴은 다른 어떤 물질보다 중독성이 강하다. 특히 깊이 들이마셨을 때는 더욱 심하다. 오죽하면 담배를 끊는 독한 사람과는 상종하지 말라는 우스갯소리가 있을까. 그러나 담배의 중독성도 인간의 의지보다 강하지는 않다.

니코틴은 몸 안에 뻗어 있는 모든 동맥을 수축하는 자극제다. 그렇기 때문에 담배를 피울수록 혈액순환에 장애가 생기고 마침내 면역력마저 떨어지는 결과를 가져온다. 담배를 피우는 것은 치유 체계에서 중요한 역할을 하고 있는 호흡기에 가장 직접적인 영향을 끼치는 행위다. 지금이라도 당장 금연 대열에 합류하라. 대열에 합류하는 시간이 늦어질수록 당신의 건강 수명은 짧아진다.

혈압을 낮추는 생활습관 5

술은 적당량을
조금씩 천천히 마셔라

술도 잘 마시면 고혈압 치료에 도움이 된다. 술은 적당히 마시면 스트레스를 풀어주고 긴장을 완화한다. 하루 30ml 이상의 술을 마시면 고혈압이나 뇌졸중의 발생 빈도가 높아지는 것은 익히 알려진 사실이다. 일반적으로 하루에 알코올 20ml 정도, 즉 맥주 한 병, 소주 두 잔, 양주 두 잔이 가장 적당하다.

알코올을 섭취하면 심박출량(사람의 심장, 즉 심실에서 1분 동안 뿜어내는 혈액의 양)이 증가해 혈관 벽에 직접 작용하고 중추신경계와 자율신경계에 무리를 준다. 그렇기 때문에 과음을 하면 혈관이 팽창했다가 수축하는 것을 반복해 혈관의 탄력이 떨어지기 쉽다. 임상에서 보면 얼굴빛이나 입술이 어두운 적색을 띠어 맥을 짚어보면 혈관의 탄력이 지나치게 떨어져 있거나 혈관의 반발력이 강한 경우가 많다.

적당한 주량은 사람에 따라 다르다. 또 그날그날의 몸 상태에 따라서
도 달라진다. 주량도 중요하지만 그보다 더 중요한 것은 술을 마시는 속
도다. 술을 단숨에 들이켜면 갑자기 많은 양의 알코올이 체내에 들어와
몸이 받는 충격이 커진다. 때문에 단번에 마시기보다 한 잔도 여러 차례
에 걸쳐 천천히 즐기면서 마시는 습관을 들여야 한다. 술을 친구 삼아 천
천히 음미하며 마시면 심장이나 인체에 긍정적인 영향을 주기도 한다.

혈압을 낮추는 생활습관 6

하루에 7시간 이상
숙면하라

육체적인 피로나 정신적인 스트레스가 쌓이면 누구나 혈압이 오른다. 그런데 잠을 자는 동안에는 혈압이 떨어진다. 평소 혈압이 200mmHg를 넘는 고혈압이라도 자는 동안에는 모두 정상 혈압으로 돌아온다.

수면은 과로나 스트레스 해소에 더할 나위 없이 좋은 명약이다. 충분하게 푹 자고 나면 심신이 재충전되어 활력이 생긴다.

적정 수면 시간은 사람마다 다르지만 보통 7~9시간 정도가 좋다. 건강을 위해서는 적어도 7시간은 자야 한다. 현대인들은 여러 가지 이유로 충분한 수면을 취하지 못한다. 만약 집에서 6시간밖에 자지 못했으면 낮잠을 자거나 틈틈이 쉬는 시간을 활용해 쪽잠을 자서라도 7시간을 채우는 것이 좋다. 3시간이나 4시간을 자도 충분하다는 나폴레옹 같은 사람도 있지만, 그런 사람은 활동 시간에 수시로 숙면을 취하는 사람들이다.

수면의 양도 중요하지만 매일 일정한 시간에 자고, 정해진 시간에 일어나는 규칙적인 수면습관이 혈압에 좋다. 사계절에 따라 자고 일어나는 시간은 다르지만 보통은 오후 11시 전후에 잠자리에 들고, 오전 6시 전후에 일어나는 것이 좋다. 해야 할 일을 다 끝내지 못했더라도 밤 12시 전에는 잠자리에 들도록 해야 한다. 자연의 섭리를 어기고 밤 늦게까지 깨어 있으면 인체가 쉬지 못하니 교감신경이 긴장하게 되어 인체에 무리가 생기게 된다. 일찍 자고 일찍 일어나는 것은 면역력 향상에 큰 도움이 된다.

우리 몸의 생체시계는 자연의 변화에 맞춰서 움직인다. 수면 역시 계절의 변화에 맞추는 것이 이상적이다. 자연의 시계에 내 몸의 시계를 맞추어 무리하지 않고 생활하는 것이 고혈압을 이길 수 있는 가장 좋은 수면습관이다.

숙면이 힘든 사람들을 위한 조언

고혈압이 지속되면 혈액의 강한 압력으로 인해 혈관에 상처가 나거나 동맥경화증이 되기가 쉽다. 손상된 혈관은 비교적 혈압이 안정되는 수면 중에 회복되므로 혈압이 높을수록 수면을 충분히 취해야 한다.

숙면이란 아침에 상쾌하게 잠을 깰 수 있는 수면상태를 말한다. 개운하게 아침을 맞이하려면 침실을 어둡고 조용하게 해야 한다. 이불이 무거우면 심장에 부담을 주니 따뜻하고 가벼운 이불을 덮는 것이 좋고, 높이가 적당한 베개를 사용해야 뇌의 순환이 좋아진다.

잠자는 동안에는 땀과 호흡을 통해 1리터나 되는 수분이 빠져나가고 혈액의 수분도 줄어들어 걸쭉해지기 때문에 흐름이 원활하지 못해 새벽에 뇌경색증이 갑자기 생기기도 하는데, 수분을 충분히 섭취하면 어느 정도 뇌경색을 예방할 수 있다. 잠자리 머리맡에 물주전자를 두고 목이 마르면 한 잔 정도 마시고, 아침에 일어나서도 물을 한 잔 마시는 것이 좋다. 자기 전에 물을 마시면 자다가 요의를 느껴 자주 잠이 깨는 사람은 저녁식사 후에는 수분 섭취를 줄이고 대신 그 분량만큼 낮에 물을 마셔서 혈액의 점도를 낮춘 상태에서 잠자리에 들도록 한다.

발을 따뜻하게 하는 것도 매우 중요하다. 발이 따뜻하면 머리로 열이 상승하거나 혈관을 막는 일이 없어진다. 발을 따뜻하게 하는 방법은 반신욕, 족욕, 대나무 밟기, 발바닥 용천혈에 간접뜸 뜨기 등이 있다.

불면증을 예방·치료하는
갈홍의 운동법

불면증은 노화를 촉진시키고 면역기능을 저하시키는 주범이다. 도가

(道家)의 유명한 의사인 갈홍(葛洪)은 불면증을 치료하고 예방하는 운동을 널리 알렸다. 중국에서 진행된 연구에 따르면 만성적인 불면증 환자들이 2~4주 동안 밤마다 이 운동을 하면 수면의 질이 향상된다고 한다.

■ 갈홍의 운동법 제1단계

똑바로 누워 무릎을 굽힌다. 두 손으로 무릎을 잡고 가슴 쪽으로 당기며 자연스럽게 숨을 들이쉰다. 이 자세를 1분 동안 유지한 후 몸을 편안히 하고 다리를 똑바로 뻗는다. 팔과 손은 몸통 옆으로 편안하게 내린다.

■ 갈홍의 운동법 제2단계

똑바로 누운 채 숨을 들이쉬고 양팔을 머리 위로 들어올린다. 숨을 내쉬면서 두 손으로 가슴에서 배까지 몸을 마사지한다. 1분 동안 같은 동작을 반복한다.

■ 갈홍의 운동법 제3단계

똑바로 누워 두 손으로 주먹을 쥐고 등 아래로 가져간다. 이때 주먹은 가능한 어깨에 가깝게 둔다. 3번에 걸쳐 호흡을 하고 주먹을 미저골(꼬리뼈) 양쪽에 놓는다. 이를 5번 반복한다.

■ 갈홍의 운동법 제4단계

엎드려 누운 후 두 손을 배 아래에 둔다. 천천히 호흡을 들이쉬며 배와 가슴을 공기로 채우고 에너지가 몸 전체에 스며드는 것을 느낀다. 그리고 나서 천천히 숨을 내뱉고 몸에서 나쁜 기운이 빠져나간다고 상상한다. 숨을 내쉴 때마다 잠시 멈췄다가 모든 근육을 편안하게 풀어준다. 이를 1분 동안 진행한다.

08 스트레스는 그때그때 풀어라

혈압을 낮추는 생활습관 7

스트레스는
그때그때 풀어라

고혈압은 스트레스를 그때그때 풀지 못하고 쌓아두는 경우에 많이 발생한다. 그렇기에 마음을 가다듬고 스트레스를 제때 푸는 것도 고혈압 치료에 매우 중요하다.

스트레스는 자기에게 맞는 방법을 찾아서 극복해야 한다. 해소법으로는 운동이나 취미활동, 충분한 휴식, 여행, 등산 등이 있다. 나는 일상에서 떠나 한적하고 경치가 좋은 조용한 곳에서 책을 읽거나 명상하거나 태극권을 하는 것으로 스트레스를 푼다. 또 많이 걷고, 자연과 교감하면서 스스로를 되돌아보는 시간을 가지는 것으로 해소한다.

'병은 마음에서 시작된다'는 말이 있다. 미국 심신의학계의 권위자인 뉴욕 코넬대학의 월프 박사는 "심신증은 특별한 병명이 아니라 모든 병에 심신의학은 적용되어야 한다"고 했다. 마음의 문제는 마음먹기에 따라 달라진다. 살아가면서 겪는 갈등이나 스트레스를 절망적으로 보는 사람이 있는가 하면 희망적으로 보는 사람도 있다.

스스로 마음을 바꾸지 않는 이상 어쩔 도리가 없는 경우가 많다. 그러니 매사에 벌어지는 일들을 비관적이고 부정적으로 심각하게 생각하지 말아야 한다. '어떻게든 잘될 거야'라고 생각하면서 낙관적이고 긍정적이면서 유연한 태도를 가져야 한다.

남성은 주로 업무로 인한 육체적인 스트레스를, 여성은 주로 정신적인 갈등이나 고민 때문에 스트레스를 많이 받는다. 그런데 갈등이나 스트레스 중에는 상황을 바꾸지 않으면 해결되지 않는 것들이 대부분이며, 혼자 힘으로 그 상황은 바뀌지 않는다. 그럴 때는 스트레스를 받으며 자신을 괴롭힐 것이 아니라 그 상황을 받아들이고 즐기는 마음가짐이 필요하다. 마음을 잘 관리하는 사람이 건강하게 풍요로운 삶을 살아갈 수 있다. 억지로라도 웃으면서 살아야 한다. 자주 웃는 것만으로도 혈압이 낮아지니 혈압약을 먹는 이상의 효과가 있다.

혈압을 낮추는 생활습관 8

오래 앉아 있지 말고
수시로 움직여라

매일 1시간씩 운동을 하더라도 그 외의 시간을 가만히 앉아서 생활하면 고혈압에 걸릴 위험성이 높아진다.

근육을 움직이지 않고 오랜 시간 가만히 앉아 있으면 가장 먼저 혈류 저하와 모세혈관의 수축이 일어나고, 교감신경이 항진되어 혈압을 올리는 호르몬의 분비가 촉진된다. 또 활동량이 적으므로 에너지 소비량이 감소해 인슐린 저항성도 높아진다. 이렇게 복합적인 영향으로 고혈압, 고혈당, 이상지질혈증이 발생하고 심혈관 질환으로 사망할 위험성이 커진다.

그러니 너무 오랜 시간 앉아서 TV를 보거나 한자리에 가만히 앉아 있지 말고 수시로 근육을 움직여서 혈압과 혈액순환을 유지하도록 하자.

혈압을 낮추는 생활습관 9

낮에 햇볕을 쐬며 가볍게 걸어라

적당한 운동은 건강을 지키는데 기본이지만, 고혈압 환자는 무리하게 운동하면 오히려 역효과가 나니 혈압 조절에 도움이 되는 운동을 골라 하는 것이 좋다.

고혈압 환자에게 바람직한 운동은 땀이 날 정도의 격렬하게 움직이는 운동이 아니라 가볍게 걷는 것이 가장 좋다. 다만 천천히 터벅터벅 걸어서는 효과가 없고, 피곤하다고 느낄 정도로 오래 걷는 것도 좋지 않다.

숨이 차지 않을 정도의 빠르게 걷기(워킹)와 물속에서 걷기, 수영은 심폐 기능도 활성화되므로 혈압이 높은 사람도 무리 없이 할 수 있지만, 조깅이나 자전거 타기, 에어로빅은 고혈압 환자가 하기에는 부담이 너무 크다.

일정한 시간을 정해서 규칙적으로 꾸준히 운동하는 습관이 중요하다.

운동할 때 자외선차단제를 바르는 사람들이 많은데, 자외선차단제를 바르는 것보다 챙이 있는 모자를 쓰고 햇볕을 쐬며 하는 것이 좋다. 낮에 햇볕을 쐬면 비타민D가 합성되고, 칼슘이 활성화되고, 혈관의 긴장이 이완되어 혈압이 낮아진다. 또 뼈가 튼튼해져 골다공증도 예방할 수 있다.

평소 혈압이 걱정되는 사람은 점심시간에 잠시라도 짬을 내어 30분 정도 햇빛을 쐬도록 한다. 바쁘면 옥상이나 창문을 열고 창가에 잠시 서 있어도 된다.

낮에 운동할 시간이 없다면 저녁 식사 후 산책 삼아 숲과 나무가 우거진 공원을 걷는 것도 좋다. 폐활량을 늘리고 신선한 산소를 몸 안으로 흡수해 혈액을 정화하는 데 많은 도움이 된다.

11 혈압을 낮추는 생활습관 10

목욕으로
심신의 긴장을 풀어라

　고혈압을 이겨내기 위한 좋은 생활습관 중 하나는 목욕이다. 따뜻한 탕이나 사우나에 들어가서 땀을 흘리면 심신이 편안해져 고혈압 치료와 예방에 많은 도움이 된다.

　주의할 점은 물의 온도다. 고혈압이면 미지근한 온도의 물이 좋다. 여름에는 38℃, 겨울에는 40℃ 정도가 적당하다. 물이 너무 뜨거우면 피부가 자극을 받아 혈관이 급격히 수축해 혈압이 올라가기 때문이다. 욕조에 들어가 몸을 담그면 혈압은 일시적으로 올랐다가 온수의 온도 자극으로 혈관이 확장되면 떨어지기 시작한다. 이 같은 혈압 저하 효과는 목욕을 마친 후에도 한동안 지속되기 때문에, 목욕은 혈압 조절에 도움이 된다.

탕에 들어갈 때는 급하게 들어가지 말고 발부터 서서히 물에 담그면서 천천히 탕 안으로 들어가는 것이 좋다. 탕 안에 있을 때는 느긋한 마음으로 편안하게 심신의 긴장을 푸는 것이 좋다. 단, 혈압이 높은 사람은 목까지 담그는 것은 되도록 피해야 한다. 물속 깊이 몸을 담그면 수압이 가해져 심장에 부담을 주기 때문에 물이 가슴 높이까지 오도록 조절한다.

혈압의 급격한 변화를 피하려면 목욕은 식사 전에 하는 것이 좋다. 또 실내와 바깥의 온도차가 심한 겨울철에는 탈의실이나 욕실이 추워도 혈압이 오르므로 난방기구 등을 이용해 목욕 전에 미리 덥혀 두도록 한다.

고혈압인 사람은 탕에 한 번에 5분 이상 들어있으면 안 된다. 자칫하면 혈압이 크게 떨어져서 탕에서 일어서다 현기증이 날 수도 있다. 5분 정도 지나면 일단 탕 밖으로 나와 몸을 씻으면서 잠시 쉬도록 한다.

머리에 찬 수건을 얹어두면 기운이 위로 치솟는 것을 막을 수 있다. 목욕을 마친 후 물 한 컵을 마시고 30분 정도 편히 쉰다.

고혈압 환자에게 가장 이상적인 목욕은 반신욕이다. 하루에 한 번 잠자리에 들기 전 반신욕을 하면 몸의 아래부터 따뜻하게 덥히는 효과가 있다. 몸이 따뜻해지면 부교감신경을 자극해 하루 동안 지친 심신의 피로와 긴장을 풀어주어 혈압을 낮추는 데 적잖은 도움을 준다. 뿐만 아니라 반신욕은 세포를 활성화하는 효과도 있어 혈액뿐만 아니라 기혈의 순환을 도와 피부 미용에도 좋다.

12 혈압을 낮추는 생활습관 11

여름 · 겨울은 냉기로 인한 혈압 상승을 막아라

혈압은 계절에 따라서도 다르다. 대개 여름에는 낮고 겨울에는 높다. 기온이 떨어지는 겨울에는 체온을 빼앗기지 않으려고 교감신경이 혈관을 수축시키기 때문에 건강한 사람도 여름보다 20mmHg 정도 혈압이 높아진다. 평소에도 혈압이 높은 고혈압 환자는 겨울이 되면 혈압이 더 오르기 때문에 뇌졸중이나 협심증, 심근경색증 등이 많이 일어난다.

추운 날 외출할 때는 혈압의 급상승을 막기 위해 옷차림에 신경을 써야 한다. 차가운 바깥 공기가 피부에 직접 닿지 않도록 노출 부위를 줄인다. 특히 경동맥이 지나는 목과 코, 손끝이 차가워지지 않도록 목도리와 마스크, 장갑을 착용한다. 또 손에 드는 가방 대신 배낭을 챙긴다. 배낭을 등에 매면 등의 체온이 덜 떨어지고 무거운 물건을 손에 드는 것보다 심장에 주는 부담을 줄일 수 있어 좋다.

두꺼운 옷을 입으면 땀이 나서 몸이 차게 식을 수 있으므로 혈압이 높은 사람은 보온이 잘되고 가벼운 울 소재의 옷을 여러 겹 껴입는 것이 좋다. 덥거나 추울 때마다 옷을 벗거나 입어서 체온을 조절한다.

고혈압 환자에게 '요주의 계절'은 겨울만이 아니라 여름도 조심해야 한다. 지나친 냉방 탓에 혈압이 급격히 오르고 탈수 증세까지 나타날 수 있기 때문이다. 에어컨을 켠 실내에 너무 오래 있으면 자신도 모르게 혈관이 수축되어 혈압이 올라간다. 그러다 온도가 높은 밖으로 나오면 혈관이 확장되어 혈압이 내려간다. 급격한 혈압 상승은 뇌출혈의 위험을 높이고, 게다가 탈수증까지 겹치면 뇌경색이나 심근경색증이 발생할 수 있다.

여름에는 실내 냉방 온도를 25℃로 설정하고 에어컨을 켜고 있을 때는 가벼운 옷을 걸치는 것이 좋다. 저녁에는 에어컨 대신 선풍기로 더위를 식힌다. 이때도 신체 어느 한 부위에만 바람이 계속 닿지 않도록 선풍기를 회전시킨다.

탈수증도 조심해야 한다. 여름에 뇌경색이나 심근경색증이 많이 발생하는 이유도 더울 때 너무 무리하게 운동을 한데다 수분 섭취까지 부족했기 때문이다. 운동을 하기 전에는 반드시 적당량의 수분을 섭취해야 한다.

13

혈압을 낮추는 생활습관 12

외출 전 준비 운동으로
온도차에 적응하라

고혈압인 사람의 뇌졸중 발생 위험은 기온이 계속 낮을 때보다 기온이 갑자기 크게 변할 때가 더 높다. 온도의 변화로 인해 일어나는 뇌졸중을 막으려면 따뜻한 곳에서 갑자기 추운 곳으로 나가는 일이 없어야 한다. 바깥 기온이 떨어졌다고 실내의 난방 온도를 높이면 실내외 온도차가 더 커지게 되므로 실내는 늘 적정 온도를 유지한다.

온도차가 큰 곳으로 이동할 때는 옷차림에 신경을 써야 한다. 집안이 따뜻한 편이면 옷을 얇게 입고 있다가 밖으로 나갈 때는 가볍고 보온성 있는 옷을 꼼꼼히 챙겨 입도록 한다. 장소를 옮기면 온도차에 대응하여 옷을 벗거나 입어서 체온을 조절한다.

실내외 온도차에 몸이 빨리 적응할 수 있도록 추운 날에는 밖에 나가기 전에 가벼운 운동을 하는 것이 좋다. 이렇게 준비 운동을 하면 갑자기 기온이 낮은 곳에 가더라도 몸이 그 자극에 쉽게 반응하게 된다. 외출 전 준비 운동으로는 제자리 걷기가 좋다. 5~10분 정도 하면 몸이 따뜻해진다. 밖에서 걸을 때는 양팔을 흔들면서 힘차게 걷는다. 이렇게 걷다보면 서서히 몸에 온기가 돌아 말초혈관의 수축이 억제되어 혈압이 오르는 것을 막을 수 있다.

제4장

약 없이
혈압을 낮추는
식습관

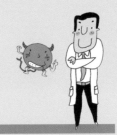

고혈압인 사람들에게 생활습관만큼이나
중요한 것이 식사와 균형 잡힌 영양이다.
생활습관을 하나씩 개선하면서
식사와 영양관리를 잘한다면
특별한 치료 없이도 충분히 혈압을 관리할 수 있다.
더불어 비만, 당뇨병, 동맥경화, 중풍 같은
다른 만성질환들도 예방된다.
처음엔 불편하고 번거롭겠지만,
꾸준히 실천하다 보면 습관으로 정착되면서
몸이 전반적으로 좋아지는 것을 느낄 수 있다.

모든 질병은
식습관과 관련이 있다

인체가 건강하려면 잘 호흡하고, 잘 먹고, 잘 자고, 잘 배설해야 한다. 이 중에서 가장 중요한 것이 먹는 것인데, 많은 에너지를 소모하기 때문이다. 우리 몸에 있는 대부분의 장기들은 음식 섭취는 물론 음식물을 소화·흡수시키는 활동(신진대사, 노폐물 배설 등)에 관여한다. 그렇기에 소화에 소모되는 에너지가 적은 음식일수록 건강에 좋으며, 소화에 소모되는 에너지가 클수록 육체가 느끼는 피로감은 커진다.

인간이 겪는 질병은 위장의 소화 작용과 관련이 있다. 고혈압, 당뇨병, 암, 심장병, 근육통, 루푸스, 관절염, 만성피로증후군 등도 모두 마찬가지다. 허리가 아파도 머리가 아파도 소화가 잘되면 덜 아프다. 그러므로 모든 치료에 앞서 소화기관을 정상화시키는 것이 가장 중요하다.

'배 8부에 병 없고, 배 12부에 의사 부족하다'는 이야기가 있다. 소식하면 병이 없고, 과식을 하면 병이 생긴다는 뜻이다. 음식과 관련해서 '사람은 먹는 양의 4분의 1로 살아간다. 나머지 4분의 3은 의사가 먹는다'라는 말도 있다. 과식이 병을 만들고, 병에 걸려야 의사들이 먹고살 수 있다는 세태를 풍자한 말인데 21세기를 사는 우리에게 절실한 말이다.

음식물이 위장에 머무는 시간과
건강은 반비례한다

사람들은 피곤하면 많이 먹으려고 한다. 이것은 잘못된 식습관이다. 음식을 많이 먹을수록 우리 몸은 더욱 피곤해한다. 영양분을 섭취해 장에 흡수되기 쉬운 형태로 대사시키고, 흡수되고 남은 음식물 찌꺼기는 노폐물로 내보내는 배설 작용에 인체는 많은 에너지를 소모하기 때문이다. 점심이나 저녁을 먹고 나면 식곤증이 오는 이유도 에너지를 소모하기 때문이다.

음식을 섭취할 때 가장 중요한 것은 첫 번째로 음식의 양이다. 많은 음식이 몸에 들어오면 이 음식을 처리하는 데 지속적으로 에너지를 소모한다.

두 번째로 중요한 것은 음식의 질이다. 자연 상태에서 멀어진 음식일수록 위장에 머무는 시간이 길어지고, 음식이 위장에 머무는 시간이 길수록 인체는 건강에서 멀어진다. 음식이 위장에서 머무는 시간이 짧을수록 음식을 처리하고 대장으로 보내는 데 드는 에너지의 양이 훨씬 적어지기 때문이다.

에너지는 다른 어떤 곳보다 위장에서 더 많이 소비된다. 건강을 위해서나 질병의 치료를 위해서는 소화기관에 머무는 시간이 짧고 에너지가 적게 사용되는 음식을 섭취하는 것이 중요하다.

혈압을 낮추는 식습관 1

생명력이 살아 있는
음식을 먹어라

우리가 먹는 대부분의 가공식품은 생명력이 파괴된 음식이다. 그리고 질병에서 해방되려면 생명력이 살아 있는 음식의 양을 늘리고 죽은 음식을 줄여야 한다.

생명력이 살아 있는 음식은 위장에 머무는 시간이 짧고 대사 과정에 드는 에너지의 소모도 적다. 대표적인 것이 채소와 과일이다. 채소와 과일을 먹으면 그 안에 들어 있는 효소가 나와서 소화 과정을 촉진시킨다. 그 영향으로 음식이 위에 머무는 시간이 줄어들고 적은 에너지로도 소화가 된다. 그 결과 소화에 쓰일 에너지가 남게 되고, 그 에너지는 인체의 면역력과 자연치유력을 높이는 데 쓰이니 당연히 건강을 유지하고 질병을 치료하는 데 도움이 되는 것이다.

과일은 음식에서 얻을 수 있는 가장 우수하고 순수하며 가장 쉽게 접할 수 있는 에너지를 가지고 있다. 단, 어떤 과일이든 신선하고 열에 익히지 않은 것을 먹어야 한다. 통조림 과일은 먹지 않는 것이 좋으며, 햇빛에 말린 무화과·자두·파파야·파인애플·살구 등의 과일을 먹는 것은 괜찮다. 질산, 황과 같은 화학제로 말린 과일은 좋지 않다.

채소도 물론 신선하고 익히지 않은 것이어야 한다. 견과류와 씨앗류는 과하지 않게 적정량을 먹어야 한다.

과일은 공복에 먹어야
위가 상하지 않는다

과일은 위에서 소화를 필요로 하지 않는 유일한 음식이다. 따라서 과일은 공복에 먹어야 좋고, 다른 음식과 함께 먹거나 다른 음식을 먹은 후에 먹으면 좋지 않다.

혈액은 약알칼리성이므로, 건강을 유지하기 위해서는 혈액이 약알칼리성의 상태를 유지해야 한다. 식사가 산성일수록 문제는 커진다. 과일은 알칼리성이으로 인체의 산성−알칼리성의 ph 균형을 유지하는 데 가장 큰 역할을 한다. 알칼리성인 과일이 다른 음식과 섞이면 즉시 산성으로 변한다. 이것은 위궤양을 비롯한 각종 위장병의 원인이 되고 위장 내의 모든 음식물을 부패시켜 혈액을 탁하게 만들어 고혈압에도 나쁜 영향을 준다.

03 혈압을 낮추는 식습관 2

복합식품과 단순식품을
함께 먹어라

과일을 제외하고, 음식은 크게 복합식품과 단순식품으로 나뉜다. 복합식품은 단백질(육류, 조류, 생선, 달걀, 유제품)과 탄수화물(빵, 국수, 감자와 모든 곡류)을 말하고, 단순식품은 채소와 샐러드를 말한다.

과일을 제외한 모든 음식물은 위장에 3시간 정도 머문다. 어떤 음식을 어떤 배합으로 먹느냐에 따라 그 시간은 2배, 심지어는 3배까지도 늘어나므로 식사를 할 때는 식품의 조합에 신경을 써야 한다.

인체가 건강하려면 효율적인 음식의 섭취가 뒷받침되어야 하는데, 과연 어떻게 먹어야 할까?

복합식품만 먹는 것은
건강을 해치는 지름길이다

복합식품이 단순식품보다 훨씬 더 많은 소화 에너지를 필요로 하므로 가장 나쁜 식품의 조합은 '복합식품+복합식품'이다. 그러니 복합식품을 먹을 때는 가능하면 다른 종류의 복합식품을 같이 먹지 않는 것이 좋다.

예를 들어 스테이크 같은 단백질 식품과 감자나 빵 같은 탄수화물 식품은 함께 먹지 않는 것이 좋다. 그 대신 채소나 샐러드를 같이 먹는다. 구운 생선이나 통닭, 양고기를 먹을 때도 마찬가지다.

그 이유는 소화되는 시간이 길어지기 때문이지만, 단백질 식품과 탄수화물 식품이 서로 다른 소화효소를 필요로 하는 것도 중요한 이유다.

단백질을 분해하는 데 사용되는 소화액은 산성이다. 그에 반해 탄수화물을 분해하는 데 사용되는 소화액은 알칼리성이다. 산과 알칼리가 섞이면 물처럼 중화된다는 사실은 잘 알 것이다. 위 속에서 그런 일이 벌어지면 당연히 소화 속도가 느려지고 소화 시간은 연장될 수밖에 없다. 그러면 소화가 잘 안 될 뿐만 아니라 소화하고 흡수하는 데 에너지 소모가 커지게 된다.

단순식품은
날것으로 먹어라

　복합식품과 함께 먹을 채소와 샐러드는 익히지 않는 것이 좋다.

　식사의 절반을 생명력이 살아 있는 음식으로 채우는 것도 중요하다. 생명력이 살아 있는 음식에 함유된 효소가 소화 과정을 촉진해 음식물이 위에 머무는 시간을 최소화한다.

　그러나 익힌 음식, 즉 열에 의해 효소가 파괴된 음식들은 위에 오래 머물게 되므로 더 많은 에너지를 필요로 하여 질병의 원인이 될 수 있다.

혈압을 낮추는 식습관 3

체내 독소를 배출하려면
아침 식사를 하지 마라

인체를 비롯한 생명체는 자연적인 신진대사의 결과로 독소라 불리는 노폐물을 남긴다. 산소를 태우고 나면 활성산소가 생기고, 특히 음식물을 소화 흡수하고 나면 체내에는 일정량의 독소가 생긴다. 건강 상태나 생활습관, 영양 섭취의 정도에 상관없이 일정량의 독소가 언제나 존재한다. 그러니 인체는 효율적으로 독소를 제거해야 한다. 독소 제거는 인체의 건강을 최고의 상태로 유지하려는 자연적인 현상이다.

인체가 건강하면 자연스럽게 자연치유력이 작동해 독소 배출 기능이 원활하다. 하지만 독소를 배출할 에너지가 충분하지 않거나, 독소의 양이 인체가 처리할 수 있는 양 이상이거나, 담당 장기의 기능이 약해지면 체내 조직에 독소가 누적된다.

독소가 쌓이는 장소에 따라 질병의 종류와 이름이 달라지는데, 독소가 췌장에 자리 잡으면 당뇨병의 원인이 될 수 있고, 동맥 안에 쌓이면 고혈압·심장병의 원인이 되고, 장기에 지나치게 쌓이면 암이 생긴다. 내장벽에 쌓이면 과민성대장증후군이나 대장염·크론씨병이 나타나고, 연결조직에 쌓이면 통풍·류머티스성 관절염·근육통·루푸스의 원인이 된다.

고혈압도
아침을 굶는 것이 좋다

독소 배출을 위해 아침식사를 먹지 않는 게 좋다는 의견이 있다. 일반적으로 '아침식사는 반드시 먹어야 한다'고 알고 있는데, 이 주장은 뇌의 에너지원이 포도당이므로 아침식사를 거르면 뇌가 정상적으로 활동하지 못한다는 데서 비롯된 것이다.

이와 반대되는 주장이 '아침식사 시간은 전날 먹은 저녁식사의 배설 활동이 가장 활발할 때이므로 그 시간에 음식을 먹어서는 안 된다'는 것이다. 아침식사를 하면 소화 흡수를 위해 위나 소장으로 혈액이 집중되어 전날 먹은 저녁식사의 배설 처리와 독소 제거가 충분히 이루어지지 않고 체내에 영양분과 독소가 지나치게 쌓여 몸에 부담을 주기 때문이라고 한다.

그러면 고혈압 환자들은 어떻게 하는 것이 좋을까? 고혈압, 암과 같이 몸속 독소가 원인인 질병은 아침을 굶거나 가볍게 먹는 것이 좋은 치료라고 나는 생각한다.

　하지만 아침식사를 하는 것이 좋은지 거르는 것이 좋은지는 체질, 나이, 질병에 따라 다르다. 지구에는 70억에 달하는 사람이 살고 있으며, 모두 체질이 다르고 식습관도 다르다. 매일 아침을 먹다가 어느날부터 갑자기 아침을 굶으면 몸이 적응하는 데 드는 수고가 만만치 않을 것이다. 모든 사람에게 똑같이 적용되는 건강법은 없으니 자신의 몸에 적합한 아침식사법을 찾길 바란다. 단, 수험생과 성장기 아이, 체질이 약한 사람은 아침식사를 꼭 해야 한다.

혈압을 낮추는 식습관 4

단짠 음식을
피하라

최근 들어 젊은 층에서 고혈압 환자가 늘어나는 건 단짠 음식(단맛과 짠맛이 강하게 배합된 음식)을 자주 섭취하는 식습관이 원인일 수 있다.

단짠 음식을 먹으면 혈청 나트륨 농도가 높아지고, 이를 낮추려고 수분이 세포에서 혈관으로 이동하여 혈액량이 늘어나게 된다. 이 현상에 자극되어 일시적으로 혈압이 상승하는데, 만약 몸에 이상이 없다면 혈압은 정상으로 되돌아가지만, 염분과 과당을 함께 섭취하면 상황이 달라진다. 단짠 음식을 자주, 많이 먹으면 과당의 과잉 섭취로 항진된 교감신경이 안정될 틈이 생기지 않아 고혈압이 만성화되고 만다.

혈압을 낮추는 식습관 5

염분은 천연소금으로 섭취하라

성인이 필요로 하는 염분(나트륨)의 양은 하루에 소금 5~6g 섭취하는 것으로 충분하다. 그런데 우리는 보통 하루에 약 10~15g의 소금을 섭취한다. 염분은 신체에 수분을 저장시켜 혈류량을 늘리고, 이렇게 되면 심장이 더 많은 일을 하게 되어 혈압이 상승해 고혈압을 유발하게 된다. 이것이 고혈압인 사람들이 대체로 '짜게 먹지 말라'는 주의를 많이 듣는 이유다.

우리는 소금을 먹지 않고서도 다량의 감미료와 합성화학물질이 들어간 식품들로 염분을 다량 섭취하고 있어 염분 섭취에 더욱 신경을 써야한다. 즉 우리가 섭취하는 염분 중 소금의 형태로 섭취하는 것은 불과 15%이며, 나머지는 가공식품으로 75%를 섭취한다. 문제는 합성화학물질로 만든 식품은 고혈압을 유발할 뿐만 아니라 우리 몸의 면역 체계에 악영향을 끼치는 내분비교란물질(환경호르몬)이라는 점이다. 그렇기 때문에 라면, 스낵, 시리얼, 냉동식품을 구입할 때는 포장지에 있는 식품 성분표를 살펴 염분이 얼마나 많이 들어 있는지 확인해야 한다. 간식용 식품은 한 번 먹는 분량에 200mg 이하, 식사용 식품은 500mg 이하의 염분이 함유된 것을 골라야 한다.

음식을 만들 때도 염분의 양에 신경 써야 하는데, 염분의 섭취량을 제한하기란 만만치 않은 일이다. 하루에 20~30g의 소금을 먹던 사람이 하루에 6~8g으로 제한하면 음식이 싱거워서 입맛을 잃게 된다. 그러니 한번에 염분을 제한량까지 줄이려 하지 말고 서서히 줄여가는 것이 좋다. 그렇게 감염식을 서서히 실행하면 대개 2개월 뒤에는 염분의 섭취량을 반으로 줄여도 음식 맛을 싱겁지 않게 느낄 수 있다.

이때 염분은 천연소금으로 섭취하면 된다. 고혈압에 좋은 소금은 화학소금이 아닌 천연소금이다. 화학소금은 소량으로도 짠맛이 강하게 나지만, 천연소금은 짜지 않으면서도 적당한 염분 섭취를 돕는다. 단, 천연소금은 독이 있을 수 있으니 볶아서 곱게 간 볶은 소금을 사용한다. 최근에는 천연소금을 대나무에 넣고 가마에서 구운 '죽염'이 많은 인기를 끌고 있다.

여기서 오해하지 말아야 할 점은 '짠맛만 줄이면 된다'는 잘못된 생각이다. 한의학적으로 고혈압은 오장육부와 경락의 이상에서 오는 자연스런 현상이다. 고혈압은 원인을 중심으로 4가지 유형으로 구분되지만(5장

참조), 고혈압과 관련이 깊은 장기인 심장과 신장을 중심으로는 크게 심장성 고혈압(스트레스나 화기가 아래로 하강이 안 되어 생기는 1형 고혈압)과 신장성 고혈압(과로나 노화로 인한 2형 고혈압)으로 나뉜다.

여기에서 우리는 심장성 고혈압에는 쓴맛이나 매운맛이 심장과 폐 기능에 좋은 역할을 함으로써 증상을 완화시키고, 신장성 고혈압에는 짠맛이나 신맛이 간장과 신장의 기능에 좋은 역할을 해 치료에 도움을 준다는 점에 주목해야 한다. 즉 무조건 싱겁게 먹는 게 능사는 아니다. 특정한 맛만 추구하는 것보다 오미(쓴맛, 단맛, 신맛, 짠맛, 감칠맛)를 골고루 먹는 습관이 가장 중요하다.

고혈압에 정말 고염식만이 문제일까?

최근 연구에서 당분의 과잉 섭취가 고혈압을 부른다는 점이 명백히 밝혀졌다. 고혈압, 심장병, 뇌졸중, 내장비만, 당뇨병, 이상지질혈증… 이들은 각기 다른 질병으로 생각되지만 사실 원흉은 동일하다. 바로 체내의 높은 과당 수치다.

체내에서 만들어진 과당 때문에 혈압이 높아지는 경우 외에 과당을 섭취하면 혈압이 오른다는 사실을 증명한 실험도 있다.

건강한 사람 3명에게 3회에 걸쳐서 ①레몬수 500㎖ ②포도당 60g을 넣은 레몬수 500㎖ ③과당 60g을 넣은 레몬수 500㎖를 순서와 관계없이 마시게 하고 마시기 전과 후의 심장박동 수와 혈압을 측정했다. 그 결과 과당을 넣은 레몬수를 마셨을 때만 심장박동 수와 혈압이 유의미하게 상승했다.

우리가 자주 마시는 음료에는 500㎖당 60g 정도의 설탕이 들어 있다. 예를 들어, 과즙 10%의 사과 주스에는 60g의 설탕이, 콜라에는 57g의 설탕이, 유산균 음료에는 55g의 설탕이 들어 있다.

설탕 성분의 절반은 혈당을 높이는 포도당이고, 나머지는 혈압을 올리는 과당이기에 단맛이 나는 음료를 자주 마시는 사람의 혈당과 혈압은 늘 상승해 있다고 보면 된다. 실제로 청량음료, 주스, 스포츠드링크 등의 음료를 날마다 1컵(200㎖) 이상 마시는 사람은 전혀 마시지 않는 사람보다 고혈압에 걸릴 위험성이 12%나 높다는 보고가 있다.

07 혈압을 낮추는 식습관 6

단백질은 동물성과 식물성을
적정 비율로 먹어라

고혈압을 예방하고 치료하려면 단백질을 충분히 섭취해야 한다. 그 이유는 첫째, 단백질이 혈관을 튼튼하게 하기 때문이다. 인체를 구성하는 세포의 주성분은 단백질이다. 혈관의 세포도 단백질로 이루어져 있다. 단백질을 충분히 섭취하면 혈관의 탄력이 유지되기 때문에 혈압이 다소 높더라도 혈관 벽에 상처가 잘 나지 않는다.

둘째, 단백질이 나트륨의 배설을 촉진하기 때문이다. 단백질은 몸속에서 분해 과정을 거쳐이용된 후 효소로 전환되어 오줌을 통해 몸 밖으로 배출되는데 이때 나트륨도 함께 나간다. 이런 작용을 통해 단백질은 우리 몸에 미치는 나트륨의 해를 줄여준다.

동물성 단백질은 대부분 육류에 많은데, 육류의 동물성 단백질은 식물성 단백질에 비해 포화지방이 많아 심혈관질환을 일으키는 중요한 요인이 되고, 혈액이 산성화되어 다양한 질병의 원인이 된다. 또한 육류로 과다한 지방과 단백질을 많이 섭취하면 체내에서 지방과 단백질을 분해하는 과정에서 독소가 쌓이게 되어 혈액을 탁하게 하여 신장이나 간에 부담을 줄 수 있다. 더욱 큰 문제는 지방과 단백질을 소화, 흡수, 배설하는 과정에서 인체의 필수 영양소인 효소의 소비가 증가하여 다양한 질병을 일으킬 수 있다. 반면 식물성 단백질에는 단백질 외에 식이섬유와 다양한 피토케미컬을 섭취할 수 있기 때문에 일석이조라 할 수 있다.

식물성과 동물성을 2대 1, 3대 1의 비율로 섭취하는 것이 이상적이다. 젊은 사람들은 활동량이 많아서 동물성 단백질을 2 : 식물성 단백질을 1의 비율로 섭취하면 좋고, 50세 이상 성인의 경우는 식물성 단백질을 2 : 동물성 단백질을 1의 비율로 섭취하는 것이 좋다.

혈압을 낮추는 식습관 7

다양한 채소를
충분히 먹어라

고혈압인 사람들에게 가장 중요한 권장 식단은 적정 체중을 유지하는 식단이다. 그러기 위해서는 식물성 식품 섭취, 즉 채소와 과일 섭취를 늘리는 것이 중요하다. 다양한 채소를 충분히 먹고, 과일은 식이섬유가 풍부한 것으로 적당히 먹는 것이 좋다. 일반적으로 채식 위주의 식생활을 하는 사람은 혈압이 낮고, 고혈압과 각종 심혈관질환 발생률도 낮다.

채소에는 일반적으로 칼륨, 복합탄수화물, 필수지방산, 식이섬유, 칼슘, 마그네슘, 비타민C가 많고, 포화지방산과 정제 탄수화물은 적어서 콜레스테롤과 혈압을 관리하는 데 바람직한 영향을 미친다.

특히 셀러리는 고혈압에 효과가 있는 권장 식품이다. 시카고대학 의료

센터의 연구자들은 셀러리에서 검출되는 3-n-부틸 프탈라이드 연구를 통해 이 성분이 혈압을 낮출 수 있다는 사실을 알아냈다. 연구 결과 매우 적은 양의 3-n-부틸 프탈라이드가 동물의 혈압을 12~14% 정도 낮추고, 콜레스테롤 수치도 약 7% 낮추는 것으로 나타났다. 셀러리 줄기 4개 정도면 이와 같은 양을 인체에 공급할 수 있다.

고혈압 환자들을 위한 혈압을 낮추는 식품에는 셀러리 외에도 감자와 토란, 마늘과 양파, 생강, 부추, 통곡물과 콩류, 씨앗류와 견과류, 녹색 잎채소 등이 있다(204~213쪽 참고).

대신 육류는 적게 먹고, 가공육은 가끔씩만 먹는다. 고지방식 위주의 식생활은 고혈압 발생 위험을 높인다. 특히 동물성 지방에 주의해야 한다. 동물성 지방 섭취가 많을수록 고혈압에 걸리기 쉬운 경향이 있다.

육류는 부위마다 지방 함유량이 달라 어떤 부위는 지방이 20~30%나 된다. 육취 섭취량은 1회에 200g을 넘지 않는 것이 적당하지만 양뿐만 아니라 질에도 신경 써서 되도록 지방이 적은 부위를 골라 먹는다.

가공육도 고혈압 위험을 높인다. 가공육이란 염장이나 훈연 보존료 등으로 제조가공된 육류로 햄, 베이컨, 소시지 등이다. 가공육은 되도록 먹지 않는 것이 좋고 먹을 때는 니트로소아민의 생성을 억제하는 비타민C가 많은 채소와 함께 먹는 것이 좋다.

혈압을 낮추는 식습관 8

입에 단 백미밥보다
약이 되는 현미밥을 먹어라

반찬만 채식으로 바꿔 먹는다고 모든 게 해결되지 않는다. 주식인 밥도 철저히 가려서 먹어야 한다. 가장 멀리해야 하는 밥이 100% 도정한 쌀로 지은 백미밥이고, 가까이 두고 매끼 먹어야 하는 밥이 도정률 0%의 현미밥이다.

고혈압인 사람들에게 현미밥을 먹으라고 강조하는 이유는 현미에는 다양한 비타민과 미네랄이 들어 있을 뿐만 아니라 필수아미노산과 필수지방산이 들어 있기 때문이다. 또 피탄산, 페놀, 셀레늄, 비타민E도 들어 있어 산화 방지 역할을 한다. 이들 영양소는 95% 이상 쌀겨와 쌀눈에 집중돼 있는데, 도정하는 과정에서 모두 깎여나가니 "백미에는 탄수화물만 있어 영양 부족의 원인이 된다"는 말까지 나온다. 실제로 현미밥 한 그릇 이상의 영양을 얻기 위해서는 백미밥 19그릇을 먹어야 할 정도다. 현미가 좋은 이유가 하나 더 있는데, 겉껍질에 질 좋은 섬유질(식이섬유)이 그대로 간직돼 있어 만성변비나 숙변 제거, 만성질환 예방에 좋기 때문이다.

어떤 이는 씹을 때 입안이 껄끄럽다면서 현미밥 대신 보리밥을 먹으면 안 되느냐고 묻는다. 하지만 보리쌀도 100% 도정하는 과정에서 풍부하던 섬유질이 대부분 깎여나간 상태라 백미와 영양 성분이 거의 흡사하다고 봐야 한다.

먹기가 영 껄끄러울 땐 찰현미와 멥현미를 반반씩 섞어 반나절 이상 물에 충분히 불린 뒤에 밥을 하면 씹기 좋은 현미밥이 된다. 다양한 잡곡을 섞어 먹는 것도 좋은 방법이다.

10

혈압을 낮추는 식습관 9

건강의 원천,
효소를 보충하라

단백질은 화학작용을 통해 아미노산으로 분해된 뒤에 인체에 흡수된다. 이때 화학작용을 불러일으키는 매개 역할을 하는 것이 효소이다. 효소가 없어도 화학반응은 일어나지만 효소가 있을 때와 반응 속도를 비교하면 100배, 많게는 1,000배 이상 차이가 난다.

효소는 여러 장기에 배치되어 필요할 때 사용된다. 문제는 효소가 무제한으로 생성되는 것이 아니라는 사실이다. 예전에는 효소가 아미노산으로 만들어지기 때문에 아미노산을 만드는 단백질을 섭취하기만 하면 효소는 얼마든지 만들어낼 수 있다고 믿었다. 그러나 효소영양학이 발전하면서 '한 사람이 일생 동안 만들어낼 수 있는 효소의 양은 한정되어 있으며, 효소가 사라지면 생명도 다하게 된다'는 사실이 밝혀졌다.

효소의 특징 중 하나는 평균 54℃의 온도 이상에서 파괴된다는 것이다. 호웰 박사는 식품 효소에 관해 "효소는 48~65℃에서 거의 파괴되며 48℃에서 장시간 가열하거나 65℃에서 조금만 가열해도 효소가 파괴된다"고 했다. 즉 지나치게 식품을 정제·조리하거나 전자레인지를 과다하게 사용하면 음식물의 효소가 파괴되어 도리어 해가 될 수 있다는 것이다.

효소는 크게 소화효소, 유지효소, 잠재효소로 나눌 수 있다. 소화효소는 음식물을 소화하기 위한 효소이고, 유지효소는 몸을 만들고 병을 치료하며 걷거나 생각하는 등의 생명활동을 유지하는 효소이다. 그리고 두 가지 효소의 원료가 되는 것이 사람이 태어나면서 갖고 있는 잠재효소인데, 이 잠재효소는 유한하다. 잠재효소가 유한하다는 것은 이를 낭비하면 생명이 단축될 수 있음을 의미한다. 수명은 효소의 사용에 따라 결정된다고도 말할 수 있다.

효소의 밸런스가 깨지면
질병이 생길 수 있다

체내 효소는 알맞은 체액의 산도(ph), 적당한 조효소(비타민과 미네랄), 습도, 단백질 등을 갖추어야 활발히 작용하는데 그렇지 않으면 효소는 감소되거나 활성이 저하되어 각 장기의 기능이 악화되므로 건강을 잃게 된다.

효소가 없거나 부족하면 단백질이 소화될 수 없으며, 우리 몸이 영양분을 적절히 흡수할 수 없다. 소화되지 않은 단백질은 속을 더부룩하게 하고 피로와 동맥경화를 일으키며, 소화되지 않은 지방은 혈중 콜레스테롤을 증가시키고 독소 배출을 어렵게 한다.

식물성 단백질은 소화하는 데 체내 효소를 많이 소모하지 않지만, 동물성 단백질은 효소를 많이 소모하기 때문에 음식으로 보충해주어야 한다. 가장 좋은 것이 채소와 과일이다. 효소가 보충되지 않으면 비만, 알레르기, 체지방이 증가하고 고혈압이나 암에도 걸릴 수 있다.

체내의 효소가 부족하거나 그 활성도가 저하되는 원인은 서구화된 식생활이다. 육식과 인스턴트식품 등 산성식품 위주로 먹으면 효소의 기능이 무너진다. 공해로 인한 식수와 토양의 오염, 화학비료, 농약 등도 직·간접적으로 효소의 작용을 감소시키거나 활성을 떨어뜨린다. 이에 대한 대응책은 먼저 식생활을 개선하는 것이며, 효소를 체외로부터 보충해 균형을 바로잡는 것이다.

가장 중요한 효소는
아미노산

효소는 뇌의 활동, 신경 작용, 근육 활동, 내장 운동 등 인간 생명의 모든 작용에 관여하기 때문에 효소의 순조로운 생성과 활발한 작용 없이는 인체의 모든 기능이 정상으로 작용할 수 없다.

인체에 가장 중요한 효소는 아미노산이다. 아미노산은 신체를 구성하고 생명 작용에 관계하는 단백질의 구성 물질로 인체 세포의 주요한 구성 요소다. 적혈구·백혈구 등 혈액 세포와 위·간·신장 등 주요 장기 세포의 90%가 아미노산으로 만들어진다. 뼈의 90%가 콜라겐인데 이 역시 아미노산이며, 이외에도 뇌세포와 신경호르몬, 머리카락의 원료도 아미노산이다.

우리가 단백질을 섭취하면 4시간 정도에 걸쳐 분해되어 아미노산으로 바뀌는데, 이 아미노산은 장에서 흡수돼 혈액과 세포 재생에 사용된다. 아미노산의 종류는 20가지로 필수 아미노산이 8가지, 비필수 아미노산이 12가지다. 필수 아미노산은 음식을 통해 반드시 섭취해야 하며, 이를 우리 몸에서 요구하는 비율대로 섭취하면 비필수 아미노산은 자동으로 우리 몸 안에서 합성되어 만들어진다.

필수 아미노산이 풍부한 식품은 육류와 어류, 달걀, 우유 등의 동물성 식품이다. 하지만 고혈압에 동물성 식품은 주의해서 섭취해야 하는 식품이니 소량을 꾸준히 먹는 지혜가 필요하다.

효율적으로 효소를
섭취하는 방법

야생 동물은 생식으로 많은 효소를 섭취한다. 사자와 같은 육식 동물은 먹이를 잡았을 때 반드시 내장부터 먹는데, 내장이 효소의 보고이기 때문이다. 식물이 거의 자라지 않는 극한지방의 사람들도 바다표범을 잡으면 익히지 않은 채 내장부터 먹는다.

가장 효율적인 효소 섭취 방법은 효소가 풍부한 채소나 과일을 생으로 섭취하고, 김치·된장·식혜 등의 발효식품을 섭취하고, 싹이 난 식품을 섭취하는 것이다. 식물은 싹이 날 때 가장 많은 효소를 함유하기 때문이다.

■ 건강보조식품에 의지하지 말자

어떤 이들은 효소도 건강보조식품으로 섭취를 한다. 그러나 아무리 훌륭한 재료로 만들어진 영양소라 해도 효소가 파괴된 영양소는 소화되기 위해 위장 안에 오래 머물고 흡수에도 많은 어려움이 생긴다. 그러니 건강보조식품에 의지하기보다는 자연 그대로의 음식을 많이 먹을 것을 권한다.

내가 이렇게 권하는 이유는 대부분의 건강보조식품은 질이 우수하지 않기 때문이다. 한 문헌에서는 '시중에서 독성이 없고 효능이 좋은 건강보조식품을 고를 확률은 고작 2.5%'라고 했다. 독성이 있거나 효능이 없는 건강보조식품이 97.5%나 된다는 말이다.

물론 유익한 건강보조식품도 있지만, 일반인이 감별하기는 쉽지 않고 가격이 비싸다. 그러므로 효소가 살아 있는 신선한 채소나 과일을 지속적으로 섭취하는 것이 가장 좋다.

11

혈압을 낮추는 식습관 10

충분한 물 섭취로
체액을 정화하라

세포가 살아가고 활동하는 데 가장 중요한 것이 바로 수분이다. 인체는 80%가 수분으로 되어 있으며, 인체를 이루는 가장 작은 단위인 세포는 수분을 이용해 생명을 유지하고 있다. 따라서 최적의 건강과 균형을 위해 우리는 언제나 완전한 수분을 공급받아야 한다. 사실 순수한 물과 천연자원에 들어 있는 살아 있고 활성화된 원소야말로 우리 건강을 지배하는 요인이다.

의사 에모토 마사루는 인간의 생명은 태아일 때 99%가 수분으로 시작한다고 한다. 우리가 태어날 때는 90%가 수분이며, 성인이 되면 70%에 도달하고, 고령으로 사망할 때는 50% 정도라고 한다. 다시 말해 전 생애에 걸쳐서 우리는 대부분 수분으로 존재하는 것이다.

입으로 들어온 물은 위장에서 흡수되어 혈관을 통해 온몸의 세포로 운반되는데, 이때 혈액의 흐름을 좋게 하고 신진대사가 부드럽게 이루어지도록 돕는다.

물은 마신 후 30초가 지나면 혈액에 도달하고, 1분이 지나면 뇌 조직과 생식기에, 10분이 지나면 피부에, 20분이 지나면 간, 심장, 신장 등 각종 장기에 영향을 미친다. 그리고 이 물은 대소변, 땀, 호흡의 형태로 다시 밖으로 나온다. 이처럼 물은 인체를 돌고 돌면서 순환하는 체액의 상태나 조건 등 전반적인 건강에 영향을 미치는 핵심 요소다. 따라서 우리의 건강은 매일 마시는 물의 양과 질에 좌우된다. 그 까닭은 충분한 양과 질 좋은 물이 결국 인체의 세포, 조직, 기관들의 생화학적 반응을 결정하기 때문이다.

그렇다면 고혈압 환자들은 하루에 물을 어느 정도 마시는 것이 좋을까? 하루에 섭취해야 할 적당한 물의 양은 1,500~3,000ml 정도다. 물을 잘 마시지 않는 사람이라면 하루에 200ml씩 늘려가는 것이 좋다. 여름철에는 하루 약 3,000ml 정도의 물을 마시는 것이 좋다. 고령자는 적어도 1,000ml의 물을 마시는 것이 좋다.

물을 자주 마셔야 건강에 좋다고 해서 갑자기 많은 양의 물을 마시면 오히려 몸에 부담이 된다. 갑작스럽게 세포에 많은 양의 수분을 공급하면 불균형이 일어나기 때문이다. 또 식사 중에는 되도록 물을 마시지 않는 것이 좋다. 식사 중에 물을 마시면 분비된 소화 효소뿐만 아니라 음식물에 들어 있는 효소의 강도와 효과가 희석된다.

물이 너무 뜨겁거나 차가우면 효소의 활성을 방해해 소화가 잘 안 되니 미지근한 물을 마시는 것이 좋다. 특히 겨울에는 냉수를 반드시 피해야 하고, 여름이라 해도 냉수보다는 상온의 물을 마시는 편이 좋다. 인체 내에서 효소가 가장 활성화되는 온도는 체온이 36~40℃일 때이기 때문이다.

물은 식사 1시간 전에 500ml 정도를 마시는 것이 좋다. 식사 직전에 물을 많이 마시면 위가 물로 가득 차 식사를 제대로 할 수 없게 된다. 식사 중에 물을 마실 때는 1컵 정도(약 200ml)가 적당하다.

식사도 제대로 먹는 법이 있듯이 물도 마시는 법이 있다. 원예를 해본 사람들은 알겠지만 식물도 무턱대고 물을 많이 주면 뿌리가 썩어서 죽는다. 식물에 물을 줄 때도 적당한 시간대와 양을 맞춰주어야 잘 자라듯이 우리 몸에도 적당량의 물을 시간대에 맞춰 마시는 것이 좋다.

고혈압에 좋은 물 음용법

- 너무 뜨겁거나 차가운 물은 피하고 상온의 물을 마신다. 더운 여름이라도 냉수보다는 상온의 물을 마시는 것이 좋다.
- 성인의 경우 하루에 1,500~3,000ml, 고령자는 적어도 하루에 1,000ml의 물을 마신다.
- 아침에 일어나자마자 미지근한 물을 500~750ml 마신다.
- 점심식사 1시간 전에 미지근한 물을 500ml 마신다.
- 저녁식사 1시간 전에 미지근한 물을 500ml 마신다.

- 식사 중에는 되도록 물을 마시지 않되, 정 먹어야 한다면 1컵 정도 (200ml)는 괜찮다.

- 물의 양을 갑자기 늘리면 세포에 수분이 과다 공급돼 오히려 문제가 생길 수 있으니 천천히 조금씩 물의 양을 늘리도록 한다.

혈압을 낮추는 식습관 11

미네랄과 비타민 등 영양소로 고혈압을 예방·치료하라

보건복지부의 국민건강영양조사에 따르면 조사대상인 필수 영양소 10가지 중 칼슘·칼륨·비타민B2는 섭취량이 기준량 대비 각각 76.3%·61.1%·95.8%에 그쳤고, 철·비타민A·비타민C 등 3가지 영양소는 국민 10명 중 3명 이상이 기준량을 섭취하지 못하고 있다.

이 조사에 포함되지 않았지만 오메가-3 지방산·비타민D·엽산·아연 등도 그 중요성에 비해 섭취량이 크게 부족하다. 이 영양소들이 부족하면 고혈압을 비롯한 만성질환과 암에 걸리기 쉽다. 그러니 고혈압을 예방하고 치유하려면 미량 원소인 미네랄과 비타민이 풍부한 음식을 먹어야 한다. 이들 미량 원소는 인체의 항상성 유지에 없어서는 안 될 중요한 영양소이자 항산화 작용과 항암 작용을 하기 때문이다.

미네랄

인체는 항산화 물질과 같이 활성산소의 양을 조절하는 방어 체계를 가지고 있는데, 이 방어 체계가 제 역할을 수행하기 위해서는 충분한 양의 영양소를 보급받을 필요가 있다. 특히 구리·아연·망간·셀레늄과 같은 미네랄이 충분해야 한다.

미네랄은 항산화 물질이 효과적으로 제 역할을 수행할 수 있도록 돕는다. 미네랄이 부족하면 보통 산화 스트레스가 발생하게 된다. 산화 스트레스가 고혈압을 비롯 다양한 질병을 일으킨다.

비타민C

비타민C는 경미하게 상승한 사람들의 혈압을 서서히 낮추는 데 효과가 있다. 우리는 환경적으로 납 성분에 많이 노출되어 있는데, 비타민C가 체내 납 배출을 촉진함으로써 정상 범위 내 혈압을 유지시킨다. 만일 납에 만성적으로 노출되면 고혈압과 심혈관질환으로 인한 사망률이 증가한다. 언제 어디서 납에 노출될지 모르는 만큼 비타민C는 혈압 관리에 필수 영양소라 할 수 있다.

또한 비타민C는 면역 강화에 중요한 역할을 한다. 보통은 항바이러스 및 항균 작용을 하는 것으로 알려져 있는데, 주요 효과는 면역기능의 향상을 통해서 나타난다. 비타민C가 많이 함유된 식품은 풋고추, 고 춧잎, 피망, 케일, 양배추, 시금치, 키위, 오렌지 딸기, 토마토 등이다.

카테킨

녹차에 풍부한 카테킨은 강한 살균 및 항산화 작용으로 세포막의 산 화를 막아 동맥경화증이나 심근경색증을 예방한다. 또 암세포의 증식을 억 제하고 손상된 세포를 보호해준다.

콜레스테롤은 담즙의 주요 성분인 담즙산을 만드는데도 쓰이는데, 카테 킨은 이 담즙산의 배설을 촉진하여 혈중 콜레스테롤 수치를 낮추어준다. 또 LDL콜레스테롤과 HDL콜레스테롤의 균형을 바로잡는 역할도 한다.

카테킨은 혈압을 상승시키는 안지오텐신 전환효소의 기능을 억제하 여 혈압이 오르지 않게 한다. 대표적인 혈압강하제인 안지오텐신 전환효 소 억제제와 마찬가지 작용을 하는 것이다. 그 밖에도 카테킨은 혈당치의 급격한 상승을 막고 충치나 입 냄새를 없애주며 알레르기 증상을 억제하 는 효능이 있다.

녹차에서 카테킨 성분을 되도록 많이 추출하려면 뜨거운 물을 사용해 야 하지만 쓴맛이 날 수 있기 때문에 찻잎을 70℃ 정도의 물에 1분 30초 정도 우렸다가 마시도록 한다.

처음과 두 번째 우린 녹차에는 카테킨이 풍부하므로 식후에 한두 잔씩 마시면 좋다. 두 번째 우린 녹차에는 카테킨이 처음 우린 녹차의 50~60% 정도 밖에 되지 않는다. 세 번째까지 우리면 카테킨이 거의 나오지 않기 때문에 카테킨 섭취가 목적이라면 찻잎을 자주 새것으로 갈아서 우리도록 한다.

녹차의 카테킨 외에 홍차의 붉은색 성분인 테아플라빈에도 혈압의 상승을 억제하는 효능이 있다.

루틴

루틴은 메밀의 대표적인 기능성 물질로 모세혈관을 강화하고 혈관의 탄력성을 회복시켜 출혈성 질환, 심장질환, 고혈압 등 혈액순환과 관련된 질환의 치료에 효과가 있다. 또 뇌세포의 산화를 막아 활성화하는 기능이 있기 때문에 노인성 치매의 예방에도 도움이 된다.

그 밖에도 췌장에 작용하여 장애를 일으키는 물질의 활동을 약화하고 인슐린의 분비를 촉진하여 당뇨병을 예방한다.

루틴은 메밀 씨 바깥쪽의 검은 부분에 많기 때문에 도정한 흰 메밀보다는 겉껍질을 덜 벗긴 검은 메밀을 먹는 것이 좋다. 루틴은 수용성이라 메밀국수 삶은 물에도 녹아 있으므로 버리지 말고 챙겨 마시면 좋다. 또 루틴에는 비타민C의 흡수를 돕는 효능도 있으므로, 루틴이 함유된 음식을 먹을 때는 비타민C가 들어 있는 과일과 함께 먹으면 좋다.

코엔자임Q$_{10}$

유비퀴논(ubiquinone)으로 알려진 코엔자임Q$_{10}$은 인체 세포의 에너지 생성 단위인 미토콘드리아의 필수 성분이다. 코엔자임Q$_{10}$은 모든 인체 작용에 필요한 에너지인 ATP(인체의 에너지 대사 회로) 생성과 관련이 있다. 인체에서 코엔자임Q$_{10}$이 하는 역할은 자동차 엔진의 스파크 플러그의 역할에 비유할 수 있다. 자동차가 초기 스파크 없이 움직일 수 없듯이, 인체도 코엔자임Q$_{10}$ 없이는 아무런 기능을 할 수가 없다.

고혈압 환자의 경우 39%가 코엔자임Q$_{10}$에 결핍되어 있다는 연구 결과도 있다. 코엔자임Q$_{10}$을 꾸준히 먹으면 보통 4~12주 후에는 혈압이 10% 정도 낮아지는 것을 확인할 수 있다.

다시 말해 혈압이 150/100mmHg인 경우 코엔자임Q$_{10}$ 보충제를 섭취하면 4~12주 후에 135/90mmHg 정도로 혈압이 낮아진다. 이는 코엔자임Q$_{10}$은 일반적으로 혈압 강하 약물이라기보다는 일부 대사이상을 바로잡아 혈압에 바람직한 영향을 미치기 때문이다.

비타민B$_6$ 보충제

비타민B$_6$ 보충제 역시 혈압을 낮추는 역할을 한다. 한 연구에서 고혈압인 사람 20명에게 4주간 체중 1kg당 매일 5mg의 경구 비타민B$_6$를 투여했더니 환자들의 혈청 노르에피네프린 수치뿐만 아니라 수축기와 확장기 혈압도 상당히 낮아졌다.

비타민B6는 혈압을 낮출 때와 같은 방식으로 신경계에 영향을 미친다. 이 연구에서 수축기 혈압은 167mmHg에서 153mmHg로 떨어졌고, 확장기 혈압은 108mmHg에서 98mmHg로 떨어졌다. 이로 미루어 비타민B6 보충제가 혈압에 미치는 영향이 임상적으로도 아주 유익하다는 사실을 쉽게 알 수 있다.

비타민B6가 결핍되면 면역기능이 떨어지는데, 항체와 관련 있는 면역기능뿐 아니라 세포 매개 면역 반응도 떨어진다. 비타민B6가 많은 식품은 생선, 돼지고기, 닭고기, 현미, 대두, 귀리 등이 있다.

망간

망간은 효소 구성체의 일부로 다른 효소를 활성화하기도 한다. 또 망간은 세포의 손상을 막고, 신진대사, 체중 유지를 비롯한 체내 시스템을 유지하는 갑상선 기능을 정상적으로 유지하는 데 큰 역할을 한다.

망간에는 항산화력이 있어 체내 활성산소를 제거해 면역력을 높여준다. 망간이 부족하면 동맥경화가 생길 수 있다.

망간은 비트, 생강, 부추 등의 채소류와 콩류, 견과류, 해조류 등에 풍부하다.

타우린

아미노산의 일종인 타우린은 생명활동을 유지하는데 꼭 필요한 성분으로 뇌와 심장, 간, 혈액, 눈 등 다양한 장기에 존재한다. 타우린은 심장과 간의 기능을 향상하고 자율신경을 조절하여 혈압을 안정시킨다.

인체는 추위를 느끼거나 스트레스를 받으면 교감신경이 활성화되어 혈관이 수축하여 혈압이 오른다. 타우린이 이러한 교감신경의 흥분을 가라앉히기 때문에 결과적으로 혈압이 안정되는 것이다.

타우린은 체내에서 합성되지만 그 양이 얼마 되지 않아 음식으로 보충해야 한다. 타우린은 물에 잘 녹기 때문에 국물 있는 음식으로 만들어 국물까지 먹으면 손실이 적다.

타우린은 방어, 고등어, 정어리, 문어, 오징어, 굴, 소라, 게, 가리비, 바지락 등의 어패류에 풍부하므로 평소에 자주 챙겨 먹으면 좋다.

마른오징어 표면의 하얀 가루는 타우린 성분이므로 털어내지 말고, 조개류는 자체에 염분이 있으므로 되도록 싱겁게 해서 먹는다. 방어나 고등어, 정어리 등은 몸통보다 가장자리나 등뼈 주변의 검붉은 살에 타우린이 풍부하다. 특히 고등어의 타우린은 몸통보다 검붉은 살에 15~16배나 더 많으므로 남기지 말고 먹도록 한다.

EPA · DHA

EPA와 DHA는 대표적인 오메가-3 지방산이다. 오메가-3 지방산 섭취를 늘리면 혈압을 낮출 수 있다. 60건 이상의 이중 맹검 연구에서 포화지방산의 섭취를 줄이고 오메가-3지방산을 하루에 15ml씩 섭취하면 수축기와 확장기 혈압이 모두 9mmHg 정도 낮아진다는 사실이 입증되었다.

EPA · DHA는 등 푸른 생선에 풍부하며 고혈압을 비롯한 만성질환의 예방에 도움이 된다. EPA(에이코사펜타에노산)는 혈소판의 응집을 억제하여 혈액을 맑게 만들고 혈전의 형성을 막는다. 또 중성지방과 LDL콜레스테롤을 줄이고 HDL콜레스테롤을 늘린다. EPA의 이런 기능은 동맥경화증이나 심근경색증, 뇌경색, 고혈압 같은 만성질환의 예방과 치료에 크게 도움이 된다.

EPA를 효과적으로 섭취하려면 조리 과정에서 생선의 지방이 손실되지 않도록 주의해야 한다. 회로 먹거나 국물로 녹아나온 지방도 섭취할 수 있는 조림이나 국물 요리가 좋다. EPA는 꽁치, 전갱이, 정어리, 고등어 같은 등 푸른 생선에 풍부하다.

DHA(도코사헥사에노산)는 혈관 벽에 있는 LDL콜레스테롤과 중성지방을 줄여준다. 또 세포막의 유동성을 높여서 혈관 벽의 세포를 유연하게 만들어 혈액의 흐름을 좋게 한다. DHA의 이런 기능은 고혈압이나 이상지질혈증, 동맥경화증, 심근경색증, 뇌경색 같은 만성질환 예방과 치료에 도움이 된다.

DHA는 EPA와 기능적으로 비슷하지만 다른 점도 있다. DHA는 뇌와 뇌 신경조직의 발육에 필수적인 뇌의 구성 성분이지만, EPA는 뇌 입구에 있는 '혈액-뇌 관문'을 통과하지 못한다. 이것이 DHA와 EPA의 가장 큰 차이이다. 이런 점에서 DHA가 뇌의 신경세포 소실로 뇌가 위축되는 알츠하이머병의 개선에 도움이 될 것으로 기대하고 이에 관한 연구를 진행하고 있다.

DHA와 EPA의 효능을 비교하면 LDL콜레스테롤을 감소시키는 효과는 DHA가 더 높고, 중성지방을 감소시키거나 혈전 형성을 막는 효과는 EPA가 더 높다. DHA는 우리가 자주 먹는 생선 중 지방이 많은 것에 풍부하게 들어 있다. 지방은 쉽게 산화되므로 신선할 때 먹어야 하며 항산화 작용을 하는 채소와 함께 먹는 것이 좋다.

식이섬유

식이섬유는 고혈압에 유익한 작용을 한다. 첫 번째로 몸속의 염분을 줄여준다. 식이섬유는 위에서 장을 지나는 동안 장 속의 노폐물과 독소를 흡착하여 대변과 함께 내보내는데 이때 나트륨도 몸밖으로 나오게 된다.

두 번째로 동맥경화증을 촉진하는 콜레스테롤의 수치를 낮추어준다. 지방을 분해하는 소화액인 담즙산은 콜레스테롤을 원료로 하여 간에서 만들어진다. 담즙산은 장에서 소화액으로 기능한 후 다시 장에서 흡수되어 간으로 되돌아와 재이용된다. 그런데 식이섬유는 장에서 담즙산이 재흡수 되는 것을 방해한다. 그로 인해 부족해진 담즙산을 보충하기 위해 간은 몸속의 콜레스테롤을 이용해서 담즙산을 만들어낸다. 이런 원리로 간접적이긴 하지만 식이섬유는 콜레스테롤의 소비를 늘리는 역할을 한다.

식이섬유에는 물에 녹는 수용성 식이섬유와 물에 녹지 않는 불용성 식이섬유가 있는데, 고혈압에 유익한 식이섬유는 수용성 식이섬유다.

다시마나 미역 같은 해조류의 끈적끈적한 점액은 알긴산이라는 수용성 식이섬유로 혈압을 낮추는 작용이 강하다. 알긴산 외에 수용성 식이섬유에는 과일의 펙틴, 곤약에 많은 글루코만난, 모로헤이야나 마의 점액 성분인 무틴 등이 있다.

뿌리채소나 곡물, 버섯, 콩 등에 있는 셀룰로오스나 헤미셀룰로오스 등의 불용성 식이섬유는 변비를 예방하고 체중 조절에 도움을 줘 혈압을 안정시킨다.

식이섬유의 하루 권장 섭취량은 17~20g이다. 식이섬유는 신선한 채소와 과일, 현미와 잡곡, 콩류, 해조류 등에 풍부하다.

혈압을 낮추는 식습관 12

칼슘, 칼륨, 마그네슘을 먹어 혈압을 낮춰라

칼슘

칼슘은 뼈를 구성하는 미네랄로 체중의 1~2%를 차지한다. 성인의 경우 체중의 1.5~2.0% 정도인 900~1,200g을 차지하고 있다. 칼슘의 99%는 뼈와 치아에 존재하며 나머지 1%는 혈액, 세포외액, 근육 등에 있다. 뼈와 치아에 있는 칼슘의 99%는 '저장 칼슘'이고, 혈액과 근육 안에 있는 1%는 '기능 칼슘'이다.

칼슘은 세포 밖에 많고 세포 안에는 적지만 일단 세포 안으로 들어오면 평활근을 수축시키는 작용을 한다. 이같은 작용은 혈관에서도 마찬가지이다. 세포 안으로 들어온 칼슘은 혈관을 이루는 근육을 수축시키고 이로 인해 혈관이 좁아져서 혈압이 오르게 된다. 또 칼슘은 나트륨 배출을 촉진하고 혈관의 세포막을 튼튼하게 해주며 나쁜 콜레스테롤이 혈관 벽에 붙어 쌓이는 것을 막아줌으로써 혈압을 낮춰준다.

칼슘이 부족하면 저장고 역할을 하는 뼛속의 칼슘이 빠져나와 기능하기에 뼈가 약해져 골다공증이 일어나기 쉽고, 혈관의 수축과 이완에 관여하기에 부족하면 혈압에도 영향을 미친다. 또한 뼛속에서 빠져나간 산화칼슘은 혈관 벽에도 달라붙어 혈액의 흐름을 방해하기에 혈압이 오를 수 있다. 따라서 칼슘대사이상증은 고혈압의 원인이 된다.

칼슘은 하루에 적어도 600mg은 섭취해야 한다. 칼슘을 충분히 섭취하면 골다공증 예방과 혈압 안정에 도움이 되고 칼슘대사의 이상을 막을 수 있다. 칼슘은 장에서 흡수되는데 이때 흡수를 촉진하는 것이 활성형 비타민D이다. 비타민D는 햇빛을 쐬면 피부에서 합성되므로 적당한 일광욕은 칼슘 흡수에 크게 도움이 된다.

칼슘은 우유나 유제품, 뼈째 먹는 생선, 마른 새우, 해조류, 대두, 녹황색채소 등에 풍부하다.

칼륨

칼륨은 체내 생리 기능을 조절하는 매우 중요한 미네랄이다. 몸속의 과다한 나트륨을 몸밖으로 배출하여 혈압을 낮춘다. 그러므로 고혈압 환자뿐만 아니라 정상 혈압인 사람들도 염분과 칼륨을 적정 비율로 섭취하는 것이 중요하다.

가장 이상적인 비율의 식사는 고칼륨·저나트륨 식사다. 매일 이 비율을 지켜서 식사를 하면 암과 심혈관질환을 예방하고, 고혈압의 개선 효과까지 볼 수 있다. 반면 저칼륨·고나트륨 식사는 암과 심혈관질환을 발생시키는 중요한 원인이다.

인체에서 칼륨은 세포 안에, 나트륨은 세포 밖에 많다. 세포막에는 나트륨펌프가 있어 칼륨을 세포 안으로 들여보내고 나트륨을 세포 밖으로 내보내는 기능을 한다. 이런 원리로 세포 안과 밖의 농도차를 유지한다.

그런데 소금을 많이 먹으면 세포 안으로도 나트륨이 들어온다. 우리 몸은 나트륨 농도를 낮추기 위해 수분을 다량으로 섭취하게 되고 이로 인해 혈액량이 늘어나 혈압이 오른다. 하지만 이때 칼륨이 충분하면 세포막의 펌프 기능이 활성화되어 나트륨을 몸밖으로 배출하므로 혈압 상승을 억제할 수 있다.

혈압이 높은 사람은 평소에 칼륨이 풍부한 식품을 자주 먹는 것이 좋다. 고혈압 예방을 위한 칼륨의 하루 권장 섭취량은 3,500mg이다. 칼륨은 주로 과일이나 채소, 콩류, 감자류, 조개류 등에 풍부하다.

신장질환이 있을 때 칼륨을 많이 섭취하면 비정상적으로 혈중 칼륨이 증가하는 고칼륨혈증이 일어날 수 있으므로 반드시 섭취량이나 방법에 대해 의사나 영양사와 상담하도록 한다.

칼륨은 물에 녹는 성질이 있기 때문에 조리할 때 재료를 물에 오래 데

치거나 헹구지 말아야 한다. 칼륨을 섭취하는 데는 채소와 과일이 효과적이지만 주의할 것이 있다. 채소를 많이 먹으려면 그만큼 소금도 많이 사용하게 되므로 조리할 때는 이런 점에 유의하여 염분 조절에 소홀하지 않도록 한다. 또 과일을 지나치게 먹으면 당분을 과다 섭취하게 된다는 점도 기억한다.

칼륨을 섭취할 때는 마그네슘의 섭취도 고려해야 한다. 칼륨은 인체에서 마그네슘과 상호 작용을 하기 때문이다. 마그네슘은 세포 내에서 칼륨 다음으로 농도가 높다. 만일 세포 내 칼륨 수치가 낮으면 마그네슘 섭취량이 적다고 볼 수 있다.

칼륨과 마그네슘은 동시에 보충하는 것이 좋다. 그러면 세포 내 염분과 혈압이 낮아지는 효과를 볼 수 있다. 한 임상 연구에서 고혈압인 남성 21명에게 각각 매일 600mg의 마그네슘 또는 위약을 투여한 결과 평균 혈압이 111mmHg에서 102mmHg으로 떨어졌는데, 가장 민감하게 반응한 사람은 적혈구 칼륨 수치가 내려간 환자들이었다.

마그네슘

마그네슘은 체내 생리 기능을 조절·유지하는데 필수적인 미네랄로 성인의 몸에 30g 정도 존재한다. 또 마그네슘은 칼슘의 기능을 억제하여 혈압을 낮춰준다.

마그네슘은 곡물 중에서는 현미나 통보리에 풍부하지만 도정이나 분쇄 같은 가공·조리 과정을 거치면 크게 줄어든다. 바나나, 시금치, 상추 등의 채소류와 아몬드나 캐슈너트, 깨 등의 견과류와 해조류 등에 풍부하다. 하지만 이런 식품을 이용한 술안주는 염분이 많아 좋지 않다.

청량음료나 컵라면 같은 인스턴트식품에는 미네랄인 인이 많은데, 이것이 마그네슘의 흡수를 방해하므로, 인스턴트식품을 자주 먹는 사람은 마그네슘이 결핍되지 않도록 주의해야 한다.

마그네슘을 건강기능식품으로 보충할 경우, 소화 기능이 약한 사람은 과다 복용하면 소화기관에 부담을 줄 수 있으므로 반드시 전문의와 상담해야 한다.

혈압을 낮추는 식품을
꾸준히 섭취하라

감자·토란

채소와 과일은 혈압 저하 효과가 있는 식품 중에서도 특히 나트륨에 비해 칼륨의 함량이 높은 편이다. 특히 감자는 건강에 유익한 영양소는 많으면서 열량(100g당 76kcal)이 낮아 더욱 좋다. 감자의 가장 큰 특징은 혈압의 상승을 억제하는 칼륨이 풍부하다는 점이다. 칼륨은 신장의 나트륨 배설 기능을 촉진하여 혈압을 정상으로 유지하고 이뇨 작용으로 부종을 막아준다.

감자에는 비타민C도 많아 항산화 및 항암 작용을 하고 피부와 혈관, 뼈를 강화하며 위 점막을 튼튼하게 한다. 동물의 간이나 정어리, 톳, 콩 제품

등 철분이 들어 있는 식품과 함께 먹으면 빈혈 예방에도 도움이 된다.

토란도 혈압을 낮추는 대표적인 식품이다. 토란의 칼륨 함량은 100g당 무려 640mg으로 감자(410mg)나 고구마(470mg)를 크게 웃돈다. 토란에는 칼륨뿐만 아니라 식이섬유와 칼슘도 들어 있다.

토란의 영양 성분 중에서 미끈거리는 점액에 함유된 갈락탄(galactan)과 만난(mannan)이 특히 주목을 받고 있다. 이 두 가지 성분은 위와 장의 내벽을 보호하고 소화를 촉진하여 정장 효과를 내고 변비를 낫게 한다.

마늘

마늘은 혈압을 낮추는 중요한 식품이다. 최근 연구는 마늘이 콜레스테롤을 낮추는 것에 초점을 두었지만, 혈압도 효과적으로 낮추는 것으로 나타났다. 마늘을 꾸준히 먹으면 수축기 혈압은 약 8~11mmHg, 이완기 혈압은 5~8mmHg 정도 낮아진다.

마늘 특유의 자극적인 냄새의 정유 성분인 알리신은 혈관을 확장하고 혈행을 개선하여 체온을 상승시켜 고혈압, 심혈관질환 예방과 치료에 도움을 준다.

마늘은 세포가 파괴될 때 황화합물이 생성되어 체온을 상승시키는 작용을 한다. 따라서 마늘은 다지거나 찧거나 강판에 갈아서 쓰고, 조리할 때는 기름을 사용하는 것이 좋다. 마늘을 기름으로 가열할 때 생기는 아조엔은 강한 항산화력으로 혈압을 조절한다.

마늘은 가열 조리해도 물질이 파괴되지 않으므로 음식에 양념으로 넣거나 고명거리로 갖춰두고 자주 사용하면 좋다. 너무 많이 먹으면 속이 쓰릴 수 있으므로 하루에 1~2톨 정도 먹는다.

양파

따뜻한 성질의 양파를 비롯한 파과식물은 혈행을 개선하고 체온을 상승시키는 작용을 해 고혈압을 예방하고 치료에 도움을 준다. 양파에 들어 있는 고혈압 예방 물질은 두 가지이다. 하나는 황화합물이다. 황화합물은 마늘과 같이 썰거나 다져서 양파의 세포가 파괴될 때 생성된다.

다른 하나는 노란 색소 성분인 케르세틴이다. 케르세틴은 강한 항산화력으로 체내에서 혈압을 억제한다. 케르세틴은 물에 녹고 가열해도 파괴되지 않기 때문에 스튜같이 조리거나 끓여 먹는 음식에 이용하면 고혈압 예방에 좋다.

양파는 세포가 파괴될 때 유효 성분이 생성되므로 다지거나 강판에 갈아서 사용한다. 얇게 썬 것은 식초를 뿌려둔다. 손질할 때는 황화합물이 빠져나가지 않도록 물에 오래 담가두지 않는 것이 좋다.

생강

    한방 생약으로도 쓰이는 생강은 잘 알다시피 몸을 따뜻하게 하는 효과가 뛰어나 혈액의 흐름을 원활하게 하여 고혈압을 예방하고 치료하는 데 도움을 준다. 생강에 들어 있는 고혈압 예방 물질은 매운맛을 내는 진저롤과 쇼가올이다. 이들 물질은 혈액순환을 촉진하여 몸을 덥히고 강한 살균 작용을 한다.

    생강은 살짝 데쳐서 단 촛물에 절이면 오래 보존할 수 있다. 식초 성분과의 상승 효과로 살균력도 강해진다.

부추

    부추의 독특한 냄새는 황화합물질의 하나인 유화아릴이라는 성분이다. 유화아릴은 혈액순환을 촉진하여 고혈압 예방에 도움을 준다.

    잎채소인 부추에는 베타카로틴도 풍부하다. 베타카로틴은 항산화 작용을 하며 채내에서는 항산화력을 가진 비타민A로 바뀐다. 기름으로 조리하면 베타카로틴의 흡수률이 높아진다.

    부추에는 비타민E와 폴리페놀류인 캠페롤이 있으며, 식이섬유도 풍부하다. 여린 잎에 다양한 암 예방 물질이 들어 있는 부추를 자주 먹어 건강에 유익한 효과를 얻을 수 있다.

호박

녹황색채소의 으뜸인 호박에는 '3대 항산화 비타민'으로 불리는 비타민E와 베타카로틴, 비타민C가 풍부하다.

혈중 콜레스테롤은 지방의 막으로 싸여 있는데 이것이 산화되면 과산화지질이 생겨 혈관 벽에 달라붙는다. 그로 인해 혈관 벽이 딱딱해지고 두꺼워져서 동맥경화증이 생긴다. 이 상태가 더 심해지면 혈액의 흐름이 방해를 받아 혈압이 높아진다. 비타민E는 항산화 작용으로 이같은 활성산소의 해로부터 신체를 보호하여 고혈압과 동맥경화증 등을 예방한다.

호박에는 비타민E 외에도 비타민C, B1, B2 등의 비타민과 칼륨, 아연, 구리, 망간 등의 미네랄, 그리고 식이섬유가 듬뿍 들어 있다. 그 중 비타민C는 항산화 작용이 뛰어나고, 비타민B1과 B2는 탄수화물과 지방을 에너지로 만들어 비만 예방에 도움이 된다. 또 풍부한 식이섬유는 콜레스테롤의 배출을 촉진해 혈액을 맑게 해 혈액순환을 돕는다.

당근·토마토

항산화 비타민으로 불리는 베타카로틴은 카로티노이드라는 색소의 하나이다. 베타카로틴은 체내에 흡수되면 비타민A로 바뀌어 점막을 튼튼하게 하고 면역력을 높인다. 이처럼 건강에 유익한 작용을 하는 베타카로틴이 당근 100g에 무려 9100㎍나 들어있다.

당근의 영양 성분 중에서 또 하나 주목할 만한 것이 잎에 풍부한 칼륨과 비타민A, C, E가 고혈압 예방에 도움을 준다. 앞으로는 잎을 버리지 말고 기름에 살짝 볶아 요리에 이용하도록 한다. 당근을 기름으로 조리하면 좋은 점이 있다. 당근을 생것으로 먹으면 베타카로틴의 흡수율이 10%밖에 되지 않지만 기름과 함께 먹으면 60~70%까지 높아진다.

토마토가 붉은 색을 띠는 것은 카로티노이드의 하나인 라이코펜이라는 색소 성분 때문이다. 라이코펜은 베타카로틴이나 비타민E 이상으로 항산화력이 강하다고 알려져 있다. 라이코펜 외에도 토마토에는 혈액 속 과다 나트륨을 몸밖으로 내보내는 칼륨, 혈압을 정상으로 유지하고 모세혈관을 튼튼하게 하는 루틴, 아미노산의 대사를 촉진하는 비타민B₆ 등이 고혈압 예방에 도움을 준다. 토마토에 함유된 시트르산이나 사과산은 위의 염증을 억제한다. 또 토마토의 신맛은 위염으로 인한 속쓰림과 메스꺼움을 가라앉히고 피로를 풀어준다.

대두·콩 제품

대두에는 단백질과 비타민E, 칼슘, 칼륨, 레시틴 등 혈압의 상승을 막는 영양소가 풍부하다. 대두의 단백질 함량은 약 35%로 어느 콩 제품보다도 높다. 특히 신체에 필요한 아미노산이 고루 들어 있고 육류보다 지방이 적어 건강에 유익하다. 대두 단백질의 50% 가까이를 차지하는 글리시닌이라는 아미노산은 콜레스테롤의 배출을 촉진하고 중성지방과 혈당을 낮추는 작용을 한다.

대두의 이소플라본 성분은 갱년기 증상을 완화하는데 도움이 된다. 폐경 이후 여성호르몬이 급격히 줄어들면 뼈에서 칼슘이 빠져나가기 쉬운데 이소플라본이 이런 증상을 억제한다.

대두에는 사포닌이라는 쓴맛 성분이 있다. 사포닌은 혈압을 낮추고 콜레스테롤을 감소시키며 혈액이 잘 굳지 않게 하므로 고혈압 예방에 효과가 있다. 또 체지방의 연소를 촉진하여 비만과 이상지질혈증을 막고 장운동을 활발하게 하여 변비도 예방한다.

두부는 대두의 영양이 그대로 살아있는데다 소화 흡수도 잘 되는 영양 식품이다. 두부의 주요 성분은 식물성 단백질로 콜레스테롤과 중성지방, 나트륨이 적어 고혈압 환자에게 매우 좋다.

단단한 부침용 두부와 부드러운 찌개용 두부를 비교하면 단백질과 칼슘은 부침용 두부에 더 많고 비타민B₁, B₂, E는 찌개용 두부에 더 많다.

아보카도

아보카도에는 비타민C, 비타민E, 비타민B₆, 리보플래빈, 나이아신,

엽산, 마그네슘, 칼륨, 식이섬유, 불포화지방산 등이 풍부해 혈압을 낮추는 작용을 한다.

비타민C와 비타민E는 혈관의 산화 스트레스를 억제하고, 칼륨은 나트륨 배출을 돕고, 마그네슘은 혈관 확장에 관여하고, 리보플래빈은 엽산과 함께 유해한 호모시스테인을 무해한 메티오닌으로 변환시킴으로써 혈압을 낮춘다. 비타민B6, 나이아신, 엽산은 혈액 속에 있는 중성지방과 콜레스테롤 수치를 낮춰서 동맥경화과 고혈압을 예방한다.

견과류

땅콩과 아몬드, 캐슈너트 등의 견과류에는 비타민E가 풍부하다. 비타민E는 지방의 산화를 억제하여 활성산소에 의해 세포막이 손상되는 것을 막는다. 또 혈액순환을 촉진하기도 한다. 비타민E의 이런 작용은 고혈압 예방에 효과가 있다. 비타민C는 항산화 작용을 마친 비타민E가 항산화력을 회복하도록 도우므로 비타민C가 풍부한 식품과 함께 먹으면 더욱 좋다.

견과류의 지방의 약 절반이 올리브유에 많은 올레산이다. 올레산은 LDL콜레스테롤을 줄여 주어 혈압에 유익한 기능을 한다. 견과류를 조금씩 자주 먹으면 비타민E를 비롯한 유효 성분을 손쉽게 섭취할 수 있다.

등 푸른 생선

예부터 "등 푸른 생선을 먹으면 머리가 좋아진다"고 했다.

등 푸른 생선은 뇌 세포를 활성화하여 뇌 기능을 촉진하여 치매와 알츠하이머병을 예방하는 DHA와 혈중 중성지방과 콜레스테롤 수치와 혈압을 낮추고 혈액의 흐름을 좋게 하여 동맥경화, 뇌졸중, 고혈압을 예방하는 EPA의 오메가-3지방산(불포화지방산)이 많기 때문이다.

또한 오메가-3지방산은 혈전 생성을 억제하는 효과가 있어 심혈관질환과 뇌혈관질환을 예방한다. 대표적인 등 푸른 생선에는 고등어, 꽁치, 정어리, 전갱이, 연어, 가다랑이 등이 있다.

오징어·바지락

오징어에는 콜레스테롤과 중성지방을 줄여주는 타우린이 풍부하다. 타우린의 이같은 효능이 잘 알려지기 전에 오징어는 콜레스테롤이 많다는 이유만으로 동맥경화증을 일으킨다는 오해를 받았다. 오징어의 타우린 함량은 어패류 중에서도 최고 수준이다. 타우린은 간에서 독성물질을 해독하여 배출하므로 간 기능 강화에도 도움이 된다.

타우린 외에도 오징어에는 신진대사를 활발하게 하는 아연, 에너지 대사를 촉진하는 나이아신, 고혈압 예방에 효과적인 칼륨도 많다. 게다가

지방이 적고 열량은 낮으면서 단백질은 풍부하다. 최근에는 오징어 먹물에 함유된 라이소자임이 항암 작용을 하는 것으로 밝혀져 주목을 받고 있다.

바지락은 어류보다 단백질의 함량은 낮지만 미네랄이 풍부하고 아미노산의 균형도 뛰어나다. 또 혈압과 콜레스테롤 수치를 낮추는 타우린이 들어 있어 만성질환을 개선하는 효과가 있다.

바지락에는 빈혈을 막고 간 기능을 강화하는 비타민B12가 100g당 52.4㎍나 들어 있다. 그 밖에 나이아신, 비타민B2, 비타민E와 철, 마그네슘, 셀레늄, 망간, 크롬, 아연 등의 미네랄도 함유되어 있다. 바지락은 봄이 되면 타우린을 비롯한 영양 성분이 증가하고 맛도 더 좋아진다.

해조류

해조류에는 베타카로틴을 비롯한 푸코크산틴은 해조류 고유의 성분으로 톳이나 미역에 많으며 항산화력이 강해 고혈압을 에방하는 효과가 있다. 김 한 장에 피망 두 개 분량의 베타카로틴이 들어 있을 정도다. 향미 채소나 깨와 함께 먹으면 항산화력이 더 강해진다. 또한 푸코이단은 해조류의 점액 성분에 함유된 다당류로 실험에서 혈압을 억제하는 효과가 있다.

해조류에는 다양한 항산화 물질과 비타민, 미네랄, 수용성 식이섬유가 풍부하다. 대표적인 해조류에는 미역, 김, 톳, 다시마 등이 있다.

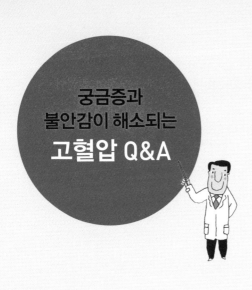

궁금증과
불안감이 해소되는
고혈압 Q&A

Q 혈압약을 한번 먹기 시작하면 정말 평생 먹어야 하나요?

A **지금 당장 끊어도 문제 없습니다.**
혈압약이 우리 몸에서 하는 역할은 혈관 수축을 막아 혈류량을 늘려주거나, 심장의 펌프 기능을 제어해 심장박동 수를 떨어뜨리는 것입니다. 그러니 혈압약을 먹으면 혈압이 떨어지고 혈압약을 먹지 않으면 혈압이 올라가는 것은 아주 당연한 이치입니다.

하지만 어떤 혈압약이든 고혈압이 되는 근본 원인을 없애는 것이 아니라 심장이나 혈관에 무리한 부담을 주어 혈압이 올라가는 현상을 일시적으로 막아줄 뿐입니다. 그래서 혈압약은 한번 먹기 시작하면 평생 먹어야 한다는 말이 나온 것입니다.

하지만 혈압약은 지금 당장 끊어도 아무런 해가 없습니다. 오히려 혈압약을 오래 먹을수록 우리 몸, 특히 심장이 약해질 뿐입니다. 그러니 심각한 부작용을 감수해야 하는 혈압약은 더 이상 먹지 마세요. 혈압약을 평생 먹어도 낫지 않고 오히려 2차 질병과 합병증으로 고생할 바에는 차라리 먹지 않는 편이 현명합니다.

> **Q** 혈압약을 끊고 난 뒤에 재발하면 큰일이 난다는데, 재발이 되지 않는 방법은 없나요? 혹 고혈압이 재발할 경우 어떻게 대처해야 하는지 알려주세요.

A **공포심이 오히려 혈압을 높입니다. 마음을 편히 가지세요.**
인체는 내·외적인 요인으로 정상 압력으로 혈액을 공급할 수 없는 상황이 발생하면 압력을 높입니다. 이러한 현상을 고혈압이라고 하죠. 고혈압은 자체가 질병이 아니라 '인체의 생명현상을 유지하려는 항상성의 현상'입니다. 음식에 체하면 토하고, 바이러스가 들어오면 열을 발생시키는 것과 같이 생명현상을 원활히 하기 위한 한 방법입니다.

혈압은 일상생활을 하는 중에도 올라가는 경우가 많습니다. 예를 들어 변비가 심해 어렵게 배변을 하는 경우, 과도한 성생활 시, 온도차가 심해서 갑자기 인체가 혈관을 수축시키는 경우, 갑자기 화를 심하게 내는 경우에도 혈압이 200mmHg으로 올라갑니다. 이렇게 200mmHg으로 하루에 수시로 여러 번 올라가도 인체는 별 무리가 없습니다. 즉 약을 당장 끊는다고 혈압이 200mmHg 이상 올라가지 않는다는 말입니다.

고혈압은 심장이나 동맥 속을 흐르는 혈액의 압력이 높아진 상태이므로 여러 가지 전조증상이 나타날 수는 있으나, 증상을 느끼는 사람보다 못 느끼는 사람이 더 많습니다. 그런데 혈압약을 끊고 정상 혈압을 되찾았는데, 어느 날 갑자기 어떤 원인으로 인해 혈압이 높아지면 머리로 가는 혈관이 매우 팽팽해져 뒷목이 당기거나 머리가 아플 수 있습니다. 특히 통증이 점점 심해지거나, 귀뒤(풍지혈)의 통증이 극렬하게 심해지면서 구역질을 하거나 토하면 중풍으로 쓰러질 수 있습니다. 이런 증상이 나타나면 혈압과 관계 없이 전문의의 치료를 받아야 합니다. 하지만 근본적으로 치유가 된 사람들은 원인을 알고 이미 제거했기 때문에 이런 일이 쉽게 일어나지 않습니다.

사실 혈압이 높은 것이 문제가 아니라 혈압약을 먹지 않고 끊으면 중풍이나 뇌출혈이 온다는 공포심이 더 큰 문제입니다. 혈압이 높아지는 원인을 스스로가 알아차리고 대비를 잘한다면 혈압으로 인한 문제는 발생하지 않을 것입니다.

암 환자가 암으로 죽는 경우는 거의 없습니다(1% 이내). '암=죽음'이라는 공포에 방사선과 항암제의 치료가 더해져 결국 면역기능이 저하되어 음식을 먹지 못해 영양실조로 죽는 경우가 많습니다. 고혈압의 재발을 걱정하는 것도 이와 유사합니다. 그러니 마음을 편히 가지세요. 무엇보다 고혈압은 마음의 안정이 우선입니다.

> **Q** 마음이 불안해서 혈압약을 끊지 못하겠어요. 의사도 혈
> 압약 먹기를 권한다면 어떻게 해야 할까요?

A **최소한 6개월은 약을 먹는 대신 생활습관이나 식습관 등을 바꿔보
겠다고 하세요. 그리고 어떤 이유로 혈압이 오르는지 자신의 생활을
중심으로 스스로 살펴보세요.**

최근 들어 고혈압의 비약물 치료에 대한 연구 결과들이 많이 나오고 있
습니다. 사실 고혈압 환자의 80% 이상이 경계역(120~160/90~94mmHg),
경미(140~160/95~104mmHg), 중등(140~180/105~114mmHg) 범위에 해당
하는데, 이들 대부분의 고혈압은 식습관 및 영양 관리, 생활습관에 변화
를 주면 조절할 수 있습니다. 실제로 비교 연구에서 경계역 또는 경미한
고혈압의 경우, 다양한 비약물 요법이 혈압약보다 효과가 탁월하다는 사
실이 입증되었습니다. 또한 자연치유로 경계역 내지 중등 고혈압에서 표
준 약물 투여와 비교해보면 비약물 접근이 훨씬 낫다는 사실을 확인했습
니다.

세계보건기구(WHO)에서는 일주일 정도의 간격으로 3번 혈압을 측정
해 3번 모두 최저 혈압이 90mmHg 이상이면 다시 한 달 간격으로 3번

측정하라고 권고합니다. 그래서 3개월간 혈압을 측정했을 때도 최저 혈압이 100mmHg 이상인 경우에만 혈압약을 복용해야 한다고 합니다. 그러나 연구 결과, 최소 6개월간 관찰하면서 혈압을 낮추기 위한 충분한 노력과 한의학적으로 치료한 뒤에 약을 복용할지 결정하는 것도 전혀 늦지 않습니다. 자신 안의 자연치유력을 믿으면 굳이 혈압약을 먹을 필요가 없음을 스스로 깨닫게 될 것입니다.

Q 혈압약이 오히려 혈액순환 장애를 일으킨다는데, 사실인가요?

A **약은 양이 지나치면 독약이나 다름없습니다.**
혈압약은 억지로 심장의 기능을 저하시켜서 혈압을 강제로 떨어뜨리는 약입니다. 이런 약물을 장기간 복용하면 몸속의 혈액이 부족해지고, 혈액 속의 다양한 성분들이 파괴되어 혈액이 생리적인 기능을 수행하지 못하게 되면서 많은 부작용을 일으킵니다. 대표적인 부작용은 심장의 기능이 저하되고 동맥경화가 발생하여 혈액순환 장애가 발생하는 것입니다.

여느 화학약품처럼 혈압약 역시 의학적 이유로 처방되는 화학약품입니다. 화학약품을 포함한 모든 약물은 양이 지나치면 독약이 됩니다. 혈압약을 하루도 빠지지 않고 철저하게 복용하던 사람이 뇌출혈이나 중풍으로 쓰러져 사망하거나, 후유증으로 고생하는 경우가 그런 이유 때문입니다.

이처럼 원인을 제거하지 못하는 혈압약을 평생 동안 복용한다는 것은 참으로 위험합니다.

> **Q** 처음엔 혈압약이 한 알이었는데, 용량이 점점 늘어나고 종류도 많아졌습니다. 왜 약을 먹어도 고혈압이 더 심해지는 걸까요?

A **혈압약을 복용하는 동안에는 혈압이 떨어지지만 결과적으로는 혈압이 더 치솟는 몸이 됩니다.**

혈압약을 복용하는 순간만은 잠시 혈압이 떨어지지만 장기간 복용하면 부작용으로 여러 2차 질병(합병증)이 생깁니다. 이를테면 혈압약으로 말미암아 당뇨병이 생기고 동맥경화 현상이 악화돼 혈압이 처음보다 더 높아집니다. 처음에는 혈압약을 하루에 1알만 먹어도 혈압이 내려가지만, 약이 점점 더 늘어나 3알을 한꺼번에 먹어도 혈압이 전혀 내려가지 않게 됩니다.

이처럼 혈압약은 임시방편일 뿐인 단순한 응급처지에 불과합니다. 이른바 정상 혈압으로 규정하는 수치에 맞추어 일부러 혈압을 끌어내리는 근시안적 치료 방법입니다.

　인간은 뇌와 심장의 기능을 멈추면 죽음에 이릅니다. 혈압약은 뇌와 심장의 기능을 서서히 약화할 뿐만 아니라 사망원인 1위인 각종 심혈관질환과 뇌혈관질환의 원인이 될 수도 있습니다. 진정한 고혈압 치료는 약을 끊고 생활습관을 바꾸고 영양 관리를 철저히 함으로써 내 몸 안의 주치의, 즉 자연치유력을 높이는 것입니다.

> **Q** 혈압약을 먹지 않고도 혈압을 조절할 방법은 없나요?

A 혈압이 오르는 근본 원인을 알면 스스로 노력해 충분히 혈압을 조절할 수 있습니다.

　혈압이 올라가는 근본 원인은 개인마다 차이가 있습니다. 그러나 대체로 혈관 벽에 노폐물이 쌓여 좁아진 혈관이나 과체중, 운동 부족 등에 따른 혈류량 증가가 원인입니다. 이 문제들을 해결하면 고혈압은 저절로 낫습니다.

　고혈압의 원인 가운데는 신체적 요인도 있지만 심리적인 요인도 무시할 수 없습니다. 따라서 스트레스에 민감하지 않도록 일과 휴식의 균형을 맞춰가며 일상생활을 해나가고, 올바른 생활습관이 몸에 배도록 노력해야 합니다. 고혈압 치료에서 무엇보다 중요한 것은 혈압약을 먹는 것이 아니라 혈압이 오르지 않는 몸을 만드는 것입니다.

식습관도 아주 중요합니다. 특히 기름진 음식과 단짠 음식은 피하고 현미밥·채식 위주의 식사를 하시기 바랍니다.

Q 흔히 '고혈압=중풍'이라고 합니다. 중풍이나 마비가 오기 전에 알 수 있는 대표적인 전조증상은 무엇이며, 고혈압과 중풍은 어떤 관계가 있나요?

A 머리가 지끈거리거나 편두통, 목이 뻣뻣하거나 구역질 증상이 있다면 3년 안에 중풍이 올 전조증상입니다.

고혈압이란 증가한 혈류량을 밀어내려고 심장이 더 많은 힘을 내 펌프질을 하여 일어나는 현상입니다. 콜레스테롤이나 중성지방이 동맥 내벽에 쌓여 혈관이 좁아져 혈액의 소통이 나빠져도 혈압이 올라갑니다. 또 노화와 함께 하반신 근육이 약해져 하반신에 모여 있던 혈액이 상반신으로 이동해도 고혈압이 생깁니다. 이렇게 이동한 혈액이 몸의 최상부에 있는 뇌에 모여서 흘러넘친 상태가 바로 뇌일혈(뇌출혈·뇌경색)입니다.

중풍(뇌졸중)은 뇌 자체의 문제라기보다는 대부분 하반신에 원인이 있습니다. 운동량이 부족하거나 추위나 냉기로 인해 하반신에 있어야 할 열기나 혈액이 상반신으로 올라가 뇌 속에 열이나 압력이 가득 차서 중풍을 일으키는 것입니다. 다시 말해 중풍도 냉기로 인해 생기는 것이라고 볼 수 있습니다. 따뜻한 곳에 사는 사람은 중풍 확률이 적고 장수하는 사람이 많은 까닭은 온화한 기후에서는 언제나 밖에서 운동이나 활동을 충분히 할 수 있기 때문입니다.

중풍의 전조증상은 다음과 같습니다.

- 계속 머리가 아프거나 편두통이 심하다.
- 얼굴이 자주 달아오르고 특히 얼굴 한쪽에서만 땀이 난다.
- 머리가 무겁고 많이 어지럽거나 목이 뻣뻣하다.
- 구역질이 나며, 입이 마르고, 잘 놀라고, 불면증이 심하다.
- 엄지와 집게손가락이 마비되거나 감각이 이상하다.
- 맥박이 빠르고 맥의 위치가 피부 근처에서 감지된다.
- 특히 맥을 짚었을 때 힘이 없으면 3년 안에 중풍이 온다.

중풍이 오기 전의 전조증상을 잘 참고해 이런 비슷한 증상이 있으면 가까운 한의원에 가서 전문의와 상의하는 것이 좋습니다.

Q 저는 몸이 말랐고 나이도 젊은데 왜 고혈압이 됐을까요?

A 고혈압의 원인은 처한 환경과 생활습관, 성격, 기질 등 여러 요인에 따라 다릅니다.

자신이 어느 때 혈압이 오르는지 잘 생각해보면 스스로 고혈압이 된 원인을 알 수 있고, 또 이를 극복할 수 있습니다.

대체로 나이가 젊고 몸이 말랐는데도 고혈압이 되는 분들은 지속적인 스트레스나 만성피로, 심리적인 불안이나 불만으로 인한 과식·폭식 등이 원인인 경우가 많습니다. 다시 말해, 지나치게 긴장하거나 흥분하면 우리 몸의 혈관도 긴장해 딱딱해지면서 수축하게 됩니다. 이때 혈압이 올라 고혈압이 되는 것이지요. 그러니 이런 분들은 몸 관리뿐 아니라 각별한 마음 관리가 필요합니다.

모든 병은 감기부터 시작된다는 말이 있습니다. 그러나 모든 병의 원인 중 하나는 마음의 억압(스트레스)입니다. 인간은 마음이 힘들면 면역력이 떨어지거나 혈압이 올라가게 됩니다. 평소 지나친 완벽주의 성향을 가진 분들은 일 처리는 꼼꼼하게 잘하지만 몸과 마음을 해치는 생활로 인해 고혈압이 될 수 있으니 마음의 면역력을 길러 고혈압을 예방하도록 해야 합니다.

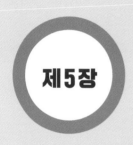

제5장

근본 원인을 알면
치료법이 보인다

고혈압의 4가지 유형과
혈압약을 끊고 완치된 사례들

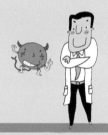

혈압약을 끊는다고 해서 곧바로 큰일이 생기지 않는다.
원인을 확실히 알고 근본 원인을
바로 잡는 치료를 하면 빠르면 일주일 안에
서서히 혈압이 안정되기 시작하고
3~6개월이면 혈압은 완전히 정상을 되찾는다.
여기, 혈압약을 장기 복용하던 사람들이
약을 끊고 정상 혈압을 회복한 사례가 8편 있다.
그 치료 내용을 살펴보며 당신도 용기를 내길 바란다.

나는 한의사가 된 뒤로 경혈(經穴)·경락(經絡) 연구에 몰두해왔다. 경락은 몸 안의 장기와 몸 바깥을 이어주는 통로다. 경혈은 위아래로 흐르는 경기(經氣)가 모이는 점이다. 만약 인체의 장기에 균형이 깨지면 병리적인 미세한 반응이 경기가 지나가는 통로나 경혈에 민감하게 나타난다. 이처럼 경락은 인체의 레이더와 같아서 경락으로 진단하면 병의 상태를 곧바로 알 수 있다. 따라서 병이 한참 진행되어야 발견할 수 있는 당뇨병, 고혈압, 각종 암 등을 경락 진단을 통해 초기에 발견하면 그 치료 효과를 높일 수 있다.

한의학에서는 고혈압의 원인을 경락과 오장육부의 부조화로 열, 풍, 화, 어혈, 담 등이 작용해서 생기는 것으로 보고 경락과 맥을 현대적으로 객관화·표준화시키기 위해 다양하게 노력하고 있다. 나는 내경경락진단기(IEMD)를 이용해 고혈압을 4가지 유형으로 분류하고, 그에 따라 환자들을 치료하고 있다. 내경경락진단기를 이용한 고혈압 진단법은 상하좌우로 흐르는 생체 에너지를 손발, 등 부위, 배 부위로 흐르는 생체 에너지를 측정해 한의학적으로 재해석하는 것이다.

그동안 5,000명의 고혈압 환자들을 약 8년간 내경경락진단기로 관찰한 결과 고혈압의 원인 중 첫 번째(1형 고혈압)는 정신적인 스트레스와 긴장의 연속이다. 두 번째(2형 고혈압)가 육체적인 과로와 수면 부족이다. 세 번째(3형 고혈압)가 무절제한 음식 섭취와 비만이다. 네 번째(4형 고혈압)가 혈액순환 장애다. 이 4가지 원인에 따라 치료한 결과 많은 환

▪▪ 내경경락진단기(IEMD)로 분류한 고혈압의 유형

1형 고혈압	심장의 기능이 저하되고, 정신적인 스트레스로 혈압이 상승한 경우
2형 고혈압	신장의 기능이 저하되고, 육체적인 과로와 수면 부족으로 혈압이 상승한 경우
3형 고혈압	비위의 기능이 저하되고, 무절제한 음식 섭취와 비만으로 혈압이 상승한 경우
4형 고혈압	노화로 기혈이 부족해 혈액순환 장애로 혈압이 상승한 경우

자들이 혈압약을 끊고도 금단증상 없이 6개월 안에 정상 혈압을 되찾았고 지금은 혈압약 없이도 잘 지내고 있다.

아마도 많은 고혈압 환자들은 '혈압약을 끊고 고혈압에서 벗어났다'는 말에 '정말 그럴까?' 하는 의심 섞인 궁금증과 불안감을 느낄 것이다. 더불어 '그러면 좋겠다'는 희망도 동시에 갖을 것으로 안다. 그런 분들을 위해 유형별로 2가지씩 총 8가지 치료 사례들을 다음에 실었는데, 이 사례의 주인공들은 지금 모두 아주 건강하게 살고 있다.

* 각 사례마다 제시된 치료 방법은 6장에서 자세히 설명한다.

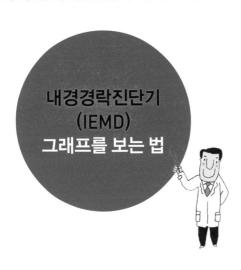

■ 내경경락진단 그래프의 예

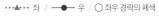

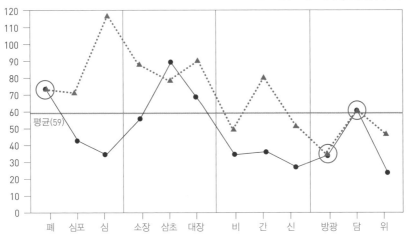

좌수삼음	263	우수삼음	150	좌족삼음	183	우족삼음	98
좌수삼양	256	우수삼양	209	좌족삼양	144	우족삼양	118
수/족	1.62	음/양	0.95	상통	0.9	좌/우	1.47

1. 그래프의 의미

● 세로축 숫자의 의미와 단위 : 전류량을 의미하며, 단위는 마이크로 암 피아(mA)다. 약 1만 명을 대상으로 실험한 결과 가장 건강한 사람들의 평균 전류량은 40~80mA였다.

● 평균(가로로　　색깔을 깐 부분)의 의미 : 평균 전류량. 사람마다 다르다.

2. 12경락은 1그룹, 2그룹, 3그룹, 4그룹으로 구성되어 있다.

1그룹(상부)			2그룹(하부)			3그룹(장 臟)			4그룹(부 腑)		
폐	심포	심	소장	삼초	대장	비	간	신	방광	담	위
장기 또는 물질의 분배와 소비를 담당하고, 기를 하강시킨다. 이 그룹에 이상이 생기면 **1형 고혈압**이 된다.			경락 또는 에너지를 생성하고, 기를 들어오게 한다. 이 그룹에 이상이 생기면 **4형 고혈압**이 된다.			장기 또는 물질의 저장과 생산을 담당하고, 기를 상승시킨다. 이 그룹에 이상이 생기면 **2형 고혈압**이 된다.			경락 또는 에너지를 분배하고, 기를 나가게 한다. 이 그룹에 이상이 생기면 **3형 고혈압**이 된다.		

3. 인체에 흐르는 기(경락)는 크게 다음과 같이 나뉜다.

● 수족경(手足經) : 손과 발에 흐르는 기(경락)

● 음양경(陰陽經) : 안쪽과 바깥쪽에 흐르는 기(경락)

● 상통경(相通經) : 서로가 가장 반대되게 흐르는 기(경락)

● 좌우경(左右經) : 좌측과 우측에 흐르는 기(경락)

4. 다음의 관계를 살펴서 경락의 흐름을 파악한 뒤에 4가지 유형(수족경 · 음양경 · 상통경 · 좌우경)의 상대값을 분석한다.

- 1그룹과 2그룹의 관계 :
  수경(손으로 흘러가는 경락. 기능적인 면과 정신적인 면을 나타냄)

- 1그룹과 3그룹의 관계 :
  음경(원인이 내적인 데서 왔는지를 나타냄)

- 1그룹과 4그룹의 관계 :
  상통경(에너지의 생성과 소비의 문제인지를 나타냄)

- 2그룹과 3그룹의 관계 :
  상통경(물질의 생성과 소비의 문제인지를 나타냄)

- 2그룹과 4그룹의 관계 :
  양경(원인이 외적인 데서 왔는지를 나타냄)

- 3그룹과 4그룹의 관계 :
  족경(발로 흘러가는 경락. 기질적인 면과 육체적인 면을 나타냄)

상통경 음양경 수족경

- 좌경 : 에너지의 문제인지를 나타냄
- 우경 : 물질의 문제인지를 나타냄

좌우경

5. 수혈과 복부의 모혈도 측정해 분석한 뒤에 최종 진단을 내린다.

■ 정상 범위

이때 4가지 유형의 정상 범위는 0.8~1.2이다.

■ 좌측과 우측이 만나는 교차점의 의미

● 교차점의 개수 5~8개

정상 생리 상태다.

● 교차점이 4개 이하

급성, 염증성, 비증(痺證 관절이 저리고 통증이 있으며 심하면 붓기도
하고 팔다리를 잘 움직일 수 없는 병증), 자통(刺痛 몸을 찌른 듯이 아픈
것) 등이 있음을 뜻한다.

● 교차점이 9개 이상

만성·무력 및 순환장애, 마증(麻症 홍역을 앓으면서 열이 나는 증상),
둔통(鈍痛 둔한 느낌의 통증) 등이 있음을 뜻한다.

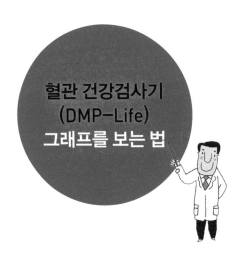

혈관 건강검사기
(DMP-Life)
그래프를 보는 법

　혈관 건강검사기는 심장박동의 정상 여부, 혈압 상태, 혈관의 노화도 및 맥의 전반적인 균형도를 동시에 검사할 수 있어 우리 몸의 구조적·기능적 이상 상태를 확인하고, 왜 혈압의 불균형이 일어나는지를 확인할 수 있는 중요한 분석 도구이다.
　혈관 건강검사기의 계기판이 의미하는 바는 다음과 같다.

■ 심장박동 수, 맥 세기, 맥 모양, 맥 깊이

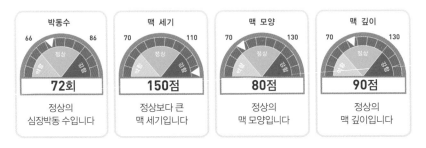

　심장박동 수, 맥 세기, 맥 모양, 맥 깊이가 부족한지, 혹은 과한지를 바로 알 수 있다.

■ 순환 건강

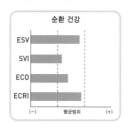

심장에서 한 번 박동할 때 뿜어내는 혈액량은 물론, 온몸의 장기와 말초 부위에까지 충분히 혈액이 공급되고 있는지, 아니면 부족하게 공급되는지를 알 수 있다.

- **ESV** : 1회 심장에서 나오는 혈액량
- **SVI** : 몸 크기 대비 혈액량
- **ECO** : 1분 동안 심장에서 나오는 혈액량
- **ECRI** : 혈액순환 저항 상태

■ 혈관 건강

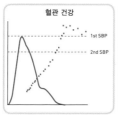
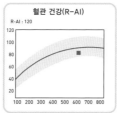

혈관 건강의 상태는 두 가지 그래프를 통해 알 수 있다. 왼쪽의 '혈관 건강' 그래프를 통해서는 혈관의 긴장도를 확인할 수 있다. 파란 곡선은 심장박동 상태를 나타내고, 빨간 점선은 심장박동 시 혈관 자체의 회복력과 탄성에 의해 만들어지는 혈관 단면에 대한 맥관 반응을 알려준다.

오른쪽의 '혈관 건강(R-AI)' 그래프를 통해서는 혈관의 전체적 노화도를 확인할 수 있다. 피험자의 연령과 체구, 몸무게, 심장박동, 혈관저항 등을 고려해 피험자의 혈관 노화도를 그래프로 나타내준다.

- **1st SBP** : 심장박동 시 심장 자체 혈압
- **2nd SBP** : 심장박동 후 혈관에서 부딪혀 오는 혈압

시각장애와 경제적 문제로 인한 스트레스로 생긴 고혈압, 3개월 만에 회복되다

63세의 김 선생은 한의원에 방문하기 1년쯤 전에 두통과 안압통이 있어 병원을 찾았다. 검진 결과 혈압이 160~170/95~100mmHg로 고혈압 확진을 받았다. 그 후로 2종류의 혈압약을 복용했으나 몸이 잘 붓고 가슴이 두근거리는 부작용을 겪었다. 평소 예민하고 소심한 편이며, 시각장애가 있어 15년째 경제적인 활동을 하지 못하고 있어 스트레스를 많이 받고 있다.

기본 정보

- **신장 및 체중** : 155cm, 56kg

- **병력** : 15년째 시각장애를 앓고 있음

  (30대 후반부터 시력이 약해져 50대 초반에 시력 상실)

- **가족력** : 없음

- **성격** : 예민하고 소심함

- 고혈압이 생기면서 나타난 증상
  - 두통이 심하다.
  - 양쪽 눈에서 과도한 압력과 함께 약한 통증이 느껴진다.
  - 온몸이 자주 붓는다.
  - 잠을 깊이 못 잔다.
  - 마음이 항상 불안하다.
  - 신경이 점점 예민해진다.
  - 짜증이 늘어간다.

혈압약 복용 관련 정보

- **혈압 :** [혈압약 복용 전] 160~170/95~100mmHg

  [혈압약 복용 시] 130/85mmHg

- **혈압약 복용 기간과 종류 :** 약 1년간 로자신정(ACE억제제) 50mg, 기넥신에프정(혈액순환개선제) 복용

- **혈압약 복용 후 증상**
  - 신장 기능이 약해져 몸이 자주 붓는다.
  - 가끔 가슴이 두근거린다.
  - 작은 일에도 잘 놀란다.

● 내경경락진단 결과 : 1형

(파란색 그래프 : 인체 우측에 흐르는 경락 흐름 상태/빨간색 그래프 : 인체 좌측에 흐르는 경락 흐름 상태)

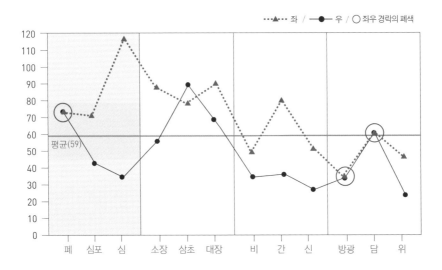

좌수삼음	263	우수삼음	150	좌족삼음	183	우족삼음	98
좌수삼양	256	우수삼양	209	좌족삼양	144	우족삼양	118
수/족	1.62	음/양	0.95	상통	0.9	좌/우	1.47

　　내경경락진단기 진단 결과 수족 경락이 정상 범위(0.8~1.2)를 넘어서는 1.62:1이고, 좌우 경락의 차도 1.47:1로 불균형이 심하다. 또한 폐·방광·담 경락에 폐색이 있다. 폐색이란 인체의 좌우 경락이 서로 겹치지 않아야 하는데 좌우가 동일한 값이 나옴으로써 합쳐진 상태를 말한다. 이는 생리적으로 정상적인 상태가 아님을 말해준다.

폐·심포·심 경락의 경우 폐 경락은 폐색, 심포 경락의 경우 우측은 생리적 범위 아래이다. 우측 심 경락의 경우는 생리적 범위 아래이고 좌측은 지나치게 항진되어 좌우 편차가 심하다. 이런 경우가 폐·심포·심 경락이 주원인인 1형 고혈압이다.

● 혈관 건강검사기 진단 결과

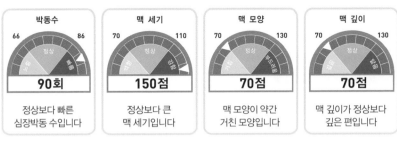

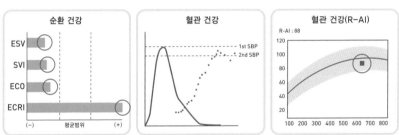

맥이 정상보다 다소 빠르고, 맥 세기는 아주 크며, 맥 모양이 거칠고, 맥 깊이는 약간 깊은 상태다. 순환 건강을 보면 ESV(1회 심장에서 나오는 혈액량), SVI(몸 크기 대비 혈액량), ECO(1분 동안 심장에서 나오는 혈액량)가 평균 범위에 많이 못 미치고 ECRI(혈액순환 저항 상태)가 매우 크게 나왔다.

순환 건강 그래프와 혈관의 노화도를 알아보는 혈관 건강(R-AI) 그래프를 비교해볼 때 혈관 건강은 아주 양호한 상태다. 이는 혈관 자체의 노화에 기인해 고혈압이 생겼다기보다는 인체에 필요한 혈액이 부족해져 그 영향으로 ECRI가 평균 범위를 크게 벗어나 고혈압이 생겼다고 볼 수 있다.

즉 인체 내에서 피를 만드는 조혈작용이 약함을 알 수 있다.

● 최종 소견

내경경락진단기와 혈관 건강검사기 진단 결과를 종합해볼 때 이 환자는 '폐·심포·심 경락의 항진과 폐색에 따른 1형 고혈압'으로 조혈작용의 부족과 인체 상부의 에너지가 하체로 잘 내려가지 못해 고혈압이 나타난 경우라 하겠다.

주요 치료법

- **침 치료** : 운기 상통침을 3일에 1회 시술(316쪽 참고)

- **환약 처방** : 천심단(308쪽 참고)

- **뜸 치료** : 배의 상하부·등의 상부(328쪽 참고), 백회혈(332쪽 참고), 용천혈(335쪽 참고)

- **기타 치료**
  - 대나무 밟기를 매일 오전, 오후에 20분 이상씩 시행(355쪽 참고)
  - 부항으로 등의 상부(배수혈)에 사혈요법(경혈 부위에 사혈침으로 살갗을 찔러 소량의 피를 뽑아 질병을 치료하는 침자법) 5회 시행(345쪽 참고)
  - 괄사(괄사 기구를 활용, 신체 각 부위의 경락을 반복적으로 자극하는 외과적 한방 치료법)로 등의 상부 2회 시행(350쪽 참고)

치료 경과 및 예후

● 초진 시

혈압약과 혈액순환 개선제 모두를 끊게 했다. 2주 동안 매일 내원할 것을 권했으나 도우미의 도움 없이는 내원하기가 힘들어 3일 간격으로 주 2

회 내원하기로 했다.

● 치료 시작 후 10일 경과

혈압약 복용 시 130/85mmHg이던 혈압이 혈압약을 끊자 수축기 혈압이 10mmHg 정도 증가했다. 치료 초기이니 걱정하지 말고 계속 치료에 전념하라 이르고, 채소 중심으로 식사를 하고 대나무 밟기 등을 열심히 하라고 권했다.

● 치료 시작 후 한 달 정도 경과

혈압 수치는 증가하는 추세이나 증상은 사라지고 있다. 두통과 안압통 등이 아주 미약하게 남아 있을 뿐이었다.

● 치료 시작 후 2개월 경과

혈압 수치가 계속 증가하고 있다. 높을 때는 수축기 혈압이 160~170mmHg일 때도 있다. 또한 두통이 다시 생기고, 이명이 생겼으며, 기운이 없고, 집중력이 많이 떨어지는 현상이 나타났다. 어제는 내려야 할 전철역에서 내리지 못하고 지나쳐 많이 당황했다고 한다. 환자가 많이 불안해하고 치료 효과가 없는 것 아니냐는 의구심을 가졌다. 매일 지속적인 치료를 해야 하는데 절대적인 치료 횟수가 부족하고(총 8회) 인체가 정상으로 회복되는 과정 중에 오는 현상이니 겁먹지 말고 꾸준히 시간을 갖고 치료에 임하기를 권했다.

● 치료 시작 후 3개월 이후~ 현재

다행히 환자가 계속 치료를 받았고, 3개월 중반이 지나면서 혈압 수치도 안정되었다. 두통, 이명, 기운 없음, 현격한 집중력 저하 등도 회복되었다. 혈압은 126/65mmHg이다. 혈압이 보다 안정적인 상태로 유지되어 일주일에 1회로 내원 횟수를 줄였다.

스트레스와 갱년기가 겹쳐 생긴 고혈압, 3개월의 치료로 완치되다

52세의 주부 최 여사는 머리와 발등이 뜨겁고 몸이 붓기 시작해 양방 병원에서 종합검진을 받고 고지혈증, 고혈압 판정을 받았다. 같은 시기에 아들을 군대에 보낸 후 스트레스를 심하게 받았다. 혈압약과 고지혈증약을 동시에 처방받아 3개월째 복용했지만 혈압이 더욱 올라가 한의원을 찾았다.

기본 정보

● **신장 및 체중** : 163cm, 56kg

● **병력** : 자궁근종에 따른 자궁 적출(2005년)

● **가족력** : 모친이 고혈압을 앓고 있으며, 심혈관(관상동맥)에 스텐트 시술을 받았음

● **성격** : 활달한 편이며 세심하다. 이해심이 많고 비교적 잘 참는 편이다. 교회 활동을 열심히 하고 사교적이지만, 남에게 싫은 소리를 잘 못하고 소심한 경향이 있다.

● **고혈압이 생기면서 나타난 증상**

- 두통이 심하다.
- 왼쪽 뒷목의 항강통(뒷목 통증)이 심하다.
- 머리가 뜨겁다.
- 발등이 뜨겁다.
- 체온이 떨어진다.
- 손발이 차다.
- 이명이 있다.
- 불안, 초조하고 가슴이 답답하다.
- 수면 시 식은땀이 난다.
- 허리와 다리가 무겁다.
- 소화가 잘 안 된다.

혈압약 복용 관련 정보

● **혈압 :** [혈압약 복용 전] 170/105mmHg,

　　　　　[혈압약 복용 시] 오전 110/75mmHg, 오후 165 이상/105mmHg

● **혈압약 복용 기간과 종류 :** 3개월간 라식스정(이뇨제) 40mg, 고지혈증약, 신경안정제, 아스피린을 복용

● **혈압약 복용 후 증상**

- 불면증이 심하다.
- 가슴이 심하게 답답하다.
- 수면 시 입마름이 심하다.
- 수면 시 온몸이 자주 뻣뻣해진다.
- 혈압약을 복용해도 혈압이 계속 오른다.

- 예후가 좋지 않아 뇌졸중의 위험이 높다는 의사의 소견이 있었다.
- 혈압약은 부작용이 너무 심해 중단했다.

내경경락진단기와 혈관 건강검사기 진단 결과

● 내경경락진단 결과 : 1형

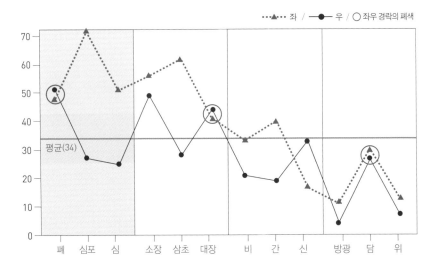

좌수삼음	171	우수삼음	103	좌족삼음	90	우족삼음	73
좌수삼양	159	우수삼양	221	좌족삼양	54	우족삼양	38
수/족	2.17	음/양	1.17	상통	0.83	좌/우	1.41

내경경락진단기 진단 결과 수족 경락이 2.17:1, 좌우 경락이 1.41:1로 정상 범위(0.8~1.2)를 크게 벗어나 불균형을 이루고 있다. 폐·대장·담 경락에 폐색이 있고, 우측의 심포와 심 경락은 생리적·병리적 경계선

에 있으며, 우측 폐와 좌측 폐·심포·심 경락은 생리적 범위 밖으로 많이 항진되어 있다. 또한 심포 경락의 경우 좌우 편차가 심해 상승된 인체 에너지가 하강이 잘되지 않아 1형 고혈압이 되었다. 우측 소장과 삼초 경락이 항진되어 있어 갱년기 증상도 부수적으로 동반되고 있음을 알 수 있다.

● 혈관 건강검사기 진단 결과

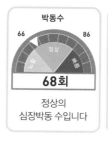
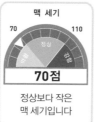
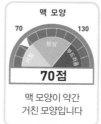
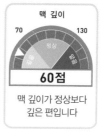

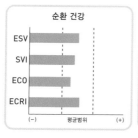
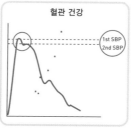
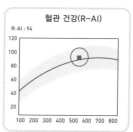

맥 세기가 약간 작으며, 맥 모양도 약간 거칠다. 또한 맥 깊이가 정상의 경우보다 깊은 편이다. 순환 건강은 안정적이다. 혈관 건강의 경우 심장박동 시 분화구 모양을 나타내고, 1st SBP(심장박동 시 심장 자체 혈압)와 2nd SBP(심장박동 후 혈관에서 부딪혀 오는 혈압)가 사이가 좁아 평상시에도 정신적 긴장과 스트레스가 아주 심함을 알 수 있다. 혈관 건강(R-AI)가 경계선에 있어 혈관 노화를 방지하기 위해 지속적인 관리와 노력이 필요하다.

● 최종 소견

폐·심포·심 경락의 항진과 폐색에 따른 1형 고혈압으로, 하체가 냉하고 상기된 인체 에너지가 하강되지 않아 고혈압 증상이 생겼다. 부수적으로는 갱년기 증상이 겹쳐 소장·삼초·대장 경락에 약한 항진과 폐색이 나타났으며, 오랜 스트레스와 긴장으로 심장 근육의 이완이 가중되었다.

주요 치료법

● **침 치료** : 운기 승강침 주 5회 3개월간 시술(317쪽 참고)

● **환약 처방** : 천심단(308쪽 참고), 보명단(311쪽 참고)

● **별뜸 치료** : 배의 상하부·등의 상부(328쪽 참고), 백회혈(332쪽 참고), 용천혈(335쪽 참고)

● **기타 치료**
  • 대나무 밟기를 매일 오전, 오후, 저녁에 20~30분 이상씩 시행(355쪽 참고)
  • 부항으로 등의 상부(배수혈)에 사혈요법 7회 시행(345쪽 참고)
  • 등의 상부에 괄사 5회 시행(350쪽 참고)

치료 경과 및 예후

● **초진 시**

혈압약을 바로 끊게 했다. 침과 별뜸 치료를 시행하고, 환약을 처방했다. 첫날 치료 후 잠을 잘 자게 되었다. 혈압약 복용 중단에 따른 뇌졸중 공포감이 있어 매일 한의원에 내원하도록 하였다.

● 치료 시작 후 10일 경과

공휴일을 제외하고 매일 내원하여 치료를 받기 시작한 후 열흘이 경과하자 혈압이 140/90mmHg로 유지되고 수면상태가 계속 좋아졌으며, 입이 마르는 증상은 거의 소실되었다. 하지만 수면 시 온몸이 뻣뻣해지는 증상은 내원 전에 비해 30% 정도만 좋아졌다.

● 치료 시작 후 한 달 정도 경과

혈압이 140/90mmHg에서 120/80mmHg 사이를 오르락내리락하고 있다. 잠을 잘 자면 정상 패턴을 보이다가, 신경을 쓰거나 잠이 부족하면 혈압이 상승했다. 수면 시 온몸이 뻣뻣해지는 증상은 일주일에 한 번 정도로 빈도가 줄어들었다.

● 치료 시작 후 2개월 경과

두통, 좌측 항강통, 머리가 뜨겁고 발등이 뜨거운 증상, 불안, 초조, 가슴답답한 증상은 완전히 소실되었다. 아주 가끔 체력이 떨어지면 소화가 안 될 때가 있다. 혈압은 평균 125/85mmHg를 유지하고 있다.

● 치료 시작 후 3개월 이후~현재

고혈압으로 인한 증상은 모두 소실되었으며, 갱년기에 따른 일부 증상만 약하게 남아 있다. 혈압은 120/80mmHg 정도를 안정되게 유지하고 있다. 병원 종합검진 시 고혈압, 고지혈증 수치가 정상으로 나왔다.

1형 고혈압

스트레스와 울화가 원인, 마음의 안정이 최우선이다

원인 및 특징

● 정신적인 스트레스로 인해 상반신의 심, 폐, 심포 경락에 이상이 생겨 생체 에너지가 아래로 내려가지 못해 생긴다.

● 스트레스가 많은 현대인에게 가장 많이 발생하며, 전체 고혈압 환자들 중 약 35%가 1형 고혈압이다.

잘 걸리는 사람들의 특성

● 스트레스를 많이 받는 사람

● 스트레스 해소를 잘 못하는 사람

● 지나치게 성격이 예민하고 꼼꼼한 사람

● 지나치게 내성적인 사람

● 소심한 사람

주요 증상

● 울화가 위로 치밀어 두통과 현기증, 불면, 이명, 눈의 충혈, 얼굴이 붉어지는 증상이 지속적으로 나타난다.

- 불쾌감, 초조, 가슴 답답함을 자주 느끼고, 화를 잘 내고, 고함을 자주 지른다.

- 기분이 항상 우울하고 표정이 밝지 않으며, 가슴과 배가 불러오는 것 같고, 옆구리를 죄는 것 같은 느낌이 든다.

- 머리 뒷부분에서 어깨와 등에 걸쳐 전반적으로 근육이 굳어 있으면서 딱딱하다.

- 입 안이 쓰고 건조하며, 깊은 잠을 자지 못하고 잠을 자더라도 자주 꿈을 꾼다.

주요 치료법의 원리

- **환약 치료** : 천심단(308쪽 참고)으로 심·폐·심포 기능을 강화하고, 보명단(311쪽 참고)으로 기혈을 강화한다.

- **침 치료** : 고혈압 운기 승강침법(316~317쪽 참고)으로 인체의 기가 잘 하강하도록 한다.

- **부항과 뜸(사혈요법, 온열요법)** : 부항(345쪽 참고)으로 등의 경혈을, 뜸(328쪽 참고)으로 가슴 부위의 경혈을 자극해 혈압을 내린다.

- **대나무 밟기** : 발바닥의 굳은 부분을 풀어줌으로써 혈액순환을 활성화할 뿐만 아니라 냉기를 제거하고 피로감을 없애준다(355쪽 참고).

- **고혈압 붙임이** : 생체 에너지를 활성화해 온열 효과로 냉기를 없애면서 독소를 제거하며, 혈액순환을 원활히 한다(353쪽 참고).

육체적 피로가 원인인 고혈압, 혈압약을 먹지 않고 극복하다

59세의 윤 선생은 공무원으로 일과 중에 피로와 무력감, 두통을 느끼고 눈도 침침해 2011년 말에 병원에서 건강검진을 받았다. 당시 혈압이 150/100mmHg로 고혈압 확진을 받고 혈압약 처방을 받았지만, 혈압약을 먹지 않고 치료하고자 내원하게 되었다.

직장에서 중간 간부로서 당직 근무와 부서 내 직원들 관리로 최근 몸이 많이 허약해진 상태다. 피로와 무력감, 두통, 눈이 침침한 증상은 지난 2년간 가족들과 떨어져 지방 파견근무를 하면서 과로를 많이 한 이후 한때 발생했지만, 중앙으로 다시 전근되고 가족들과 같이 생활하면서 자연히 사라졌다. 하지만 최근 잦은 당직 근무(주 1회)와 업무 과중으로 예전보다 증상이 심해져 건강검진을 받아보니 고혈압임이 밝혀졌다.

기본 정보

- **신장 및 체중** : 171cm, 61kg

- **병력** : 없음

- **가족력** : 어머니가 뇌경색을 앓고 계심

- **성격** : 꼼꼼하고 치밀하며, 한꺼번에 많은 일을 하기보다는 하나씩 해나가는 편이다. 최근에 많이 예민해졌다.

- **고혈압이 생기면서 나타난 증상**
  - 기운이 없다.
  - 자주 피로를 느낀다.
  - 스트레스를 많이 받는다.
  - 소주를 한 잔만 마셔도 다음날 몸이 많이 힘들다.
  - 소화가 잘 안 된다.
  - 몸이 차다.
  - 손끝이 아주 건조하다.
  - 두통이 있다.
  - 머리가 맑지 못하다.
  - 눈에 안압이 있는 것처럼 묵직하다.
  - 의욕이 자꾸 떨어진다.
  - 깊은 잠을 자지 못한다.

혈압약 복용 관련 정보

- **혈압** : 140~150/95~100mmHg

- **혈압약 복용 기간과 종류** : 복용하지 않음

● 내경경락진단 결과 : 2형

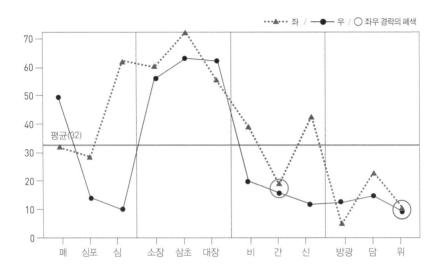

좌수삼음	121	우수삼음	73	좌족삼음	98	우족삼음	45
좌수삼양	184	우수삼양	178	좌족삼양	35	우족삼양	34
수/족	2.62	음/양	0.78	상통	0.52	좌/우	1.33

　　내경경락진단기 진단 결과 수족 경락이 2.62:1, 음양 0.78:1, 상통 0.52:1, 좌우 1.33:1로 수족·음양·상통·좌우 경락의 균형이 모두 정상 범위(0.8~1.2)를 벗어나 있다. 그리고 간 경락과 위 경락에 폐색이 보인다. 이는 비·간·신 경락의 에너지가 위로 상승하지 못해 2형 고혈압이 되었 다는 뜻이며, 방광·담·위 경락의 저하도 함께 동반하고 있다.

● 혈관 건강검사기 진단 결과

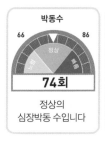

박동수

66   86

정상

74회

정상의
심장박동 수입니다

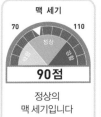

맥 세기

70   110

정상

90점

정상의
맥 세기입니다

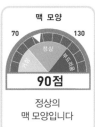

맥 모양

70   130

정상

90점

정상의
맥 모양입니다

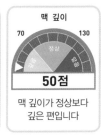

맥 깊이

70   130

정상

50점

맥 깊이가 정상보다
깊은 편입니다

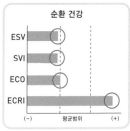

순환 건강

ESV
SVI
ECO
ECRI

(−)   평균범위   (+)

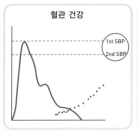

혈관 건강

1st SBP
2nd SBP

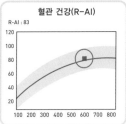

혈관 건강(R-AI)

R-AI : 83

120
100
80
60
40
20

100 200 300 400 500 600 700 800

맥 깊이가 정상보다 깊은 편이다. 순환 건강 그래프를 살펴보면 ESV(1
회 심장에서 나오는 혈액량), ECO(1분 동안 심장에서 나오는 혈액량)이 적은
데 비해 ECRI(혈액순환 저항 상태)은 높게 나와 있다. 이는 조혈작용이 부
족하다는 의미이다. 혈관 건강 그래프는 1st SBP(심장박동 시 심장 자체 혈
압)와 2nd SBP(심장박동 후 혈관에서 부딪혀 오는 혈압) 간격이 약간 좁은
것으로 보아 심장이 많이 긴장되어 있음을 알 수 있다. 혈관 건강(R-AI)
는 비교적 양호한 편이다.

● 최종 소견

비·간·신 경락이 상승하지 못하고 아래쪽에 정체되어 생긴 2형 고혈
압으로 에너지가 상승하지 못해 고혈압 증상이 나타나게 되었다. 또한
간 경락과 위 경락의 폐색으로 기운이 없고 피로감이 심하며, 소화 기능
도 함께 저하되고, 조혈작용이 약하고, 심장 근육도 긴장되어 있다.

- **침 치료** : 운기 승강침 주 1회 시술(316쪽 참고)

- **환약 처방** : 지신단(309쪽 참고)

- **별뜸 치료** : 배의 하부·등의 중하부(329쪽 참고), 백회혈(332쪽 참고), 용천혈(335쪽 참고)

- **기타 치료**
  - 대나무 밟기를 매일 오전, 오후에 20분 이상씩 시행(355쪽 참고)
  - 부항으로 등의 중하부(배수혈)에 사혈요법 2회 시행(345쪽 참고)
  - 주 2회 족욕(324쪽 참고)
  - 식후에 20~30분간 가볍게 걷기

- **초진 시**

  업무상 스트레스가 많고 일주일에 한 번씩 야근을 해 생활리듬이 깨져 있었다. 또한 과로가 누적되어 신경이 예민해지고 매사 의욕이 나지 않는다고 하였다. 경락진단상 수족·음양·상통·좌우 경락의 불균형이 심해 당분간 매일 치료받기를 권했지만 직장 형편상 도저히 불가능하고 주 1회, 토요일만 시간이 괜찮다고 하였다. 매주 토요일에 내원 치료할 것을 당부했다.

- **치료 시작 후 한 달 정도 경과**

  혈압약을 복용하지 않고 일주일에 1회 내원 치료를 받고 있으나, 혈압은 약간 증가하는 추세다. 치료 횟수가 절대적으로 부족하고, 업무 과다

에 따라 혈압이 오르는 것이므로 주 1회라도 꾸준히 계속 내원하여 치료
받을 것을 권고했다.

● 치료 시작 후 2개월 경과

혈압이 파도를 타는 것처럼 너울거리기를 반복하고 있다. 문진 결과,
휴식을 충분히 취하는 날은 혈압이나 활력 징후가 안정된 형태를 유지하
는 반면, 당직으로 잠이 부족하거나 업무가 많은 날은 혈압이 상승하고
몸의 컨디션이 좋지 않다고 했다. 일주일에 2회 정도 족탕을 하고, 식후
에는 가벼운 산책을 하고, 일과를 마친 뒤에는 충분한 휴식을 취하라고
당부했다.

● 치료 시작 후 3개월 경과

너울거리던 혈압이 110~120/70~75mmHg로 안정되고 일과 중의 피
로도 덜하게 되었다. 또한 초진 시 느꼈던 증상들이 소실되거나 거의 사
라졌다. 3개월이라는 시간에 비해 치료 횟수가 많이 부족해 앞으로도 꾸
준히 치료를 받도록 하였다.

● 치료 시작 후 4개월 이후~현재

안정된 상태의 혈압을 유지하고 활력 징후도 많이 개선되었다. 스트레
스에 대한 저항 능력도 많이 높아져 과거에 비해 피로도 덜하고 면역력이
아주 좋아졌다.

과로와 스트레스로 생긴 고혈압, 혈압약을 끊고 치매 걱정까지 날려버리다

67세의 이 선생은 은행원으로 한창 일하던 40대 초반에 과로와 스트레스로 안면근육이 마비되고, 말이 어눌하며, 후두부가 당기고, 안압이 상승하고, 피로가 심해 병원에서 검진을 받았다. 그 결과 고혈압 확진을 받고 25년째 혈압약 복용하고 있었다. 성격이 예민하고 섬세해 스트레스에 대한 저항력이 약한 편이다.

기본 정보

- **신장 및 체중** : 165cm, 67kg

- **병력** : 40대 초반에 안면근육 마비, 항강증을 앓음. 최근엔 신장에서 물혹이 발견

- **가족력** : 조부, 큰누나, 작은 누나, 형 모두 치매를 앓고 있음

- **성격** : 모든 일에 매우 꼼꼼한 편이며, 예민하고 섬세하다. 스트레스에 약한 편이다.

- **고혈압이 생기면서 나타난 증상**

  • 얼굴에 열감이 있다.

  • 후두부가 당기는 증상이 있다.

  • 안압이 높다.

  • 신경이 예민하다.

  • 최근 건강검진에서 신장에 물혹이 있는 것이 발견되었다.

  • 전체적으로 식사가 불규칙하다.

  • 스트레스를 많이 받고 있다.

  • 코 알레르기가 있다.

  • 수면상태가 양호하지 못하다.

혈압약 복용 관련 정보

- **혈압 : [혈압약 복용 전]** 150/95mmHg

     [혈압약 복용 시] 140/86mmHg

- **혈압약 복용 기간과 종류 :** 25년간 노바스크(칼슘차단제) 복용

- **혈압약 복용 후 증상**

  • 특이 증상 없음

● 내경경락진단 결과 : 2형

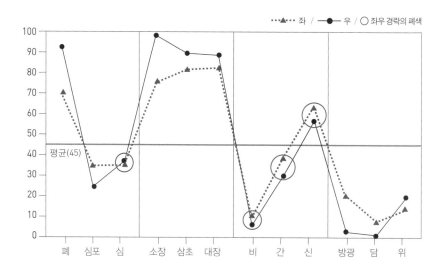

좌수삼음	141	우수삼음	155	좌족삼음	113	우족삼음	93
좌수삼양	241	우수삼양	278	좌족삼양	41	우족삼양	24
수/족	3.01	음/양	0.86	상통	0.5	좌/우	0.97

내경경락진단기 진단 결과 수족 경락이 3.01:1, 상통 경락이 0.5:1로 정상치(0.8~1.2)를 벗어나 있다. 특히 수족 경락의 편차가 아주 심하다. 심·비·간·신 경락에 폐색이 있고, 비·간·신 경락의 에너지가 상승하지 못해 생긴 2형 고혈압으로 방광·담·위 경락도 아래쪽에 정체되어 있다.

● 혈관 건강검사기 진단 결과

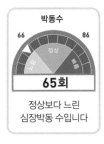

박동수

66 · 86

정상

65회

정상보다 느린
심장박동 수입니다

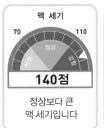

맥 세기

70 · 110

정상

140점

정상보다 큰
맥 세기입니다

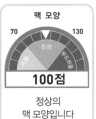

맥 모양

70 · 130

정상

100점

정상의
맥 모양입니다

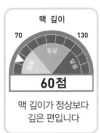

맥 깊이

70 · 130

정상

60점

맥 깊이가 정상보다
깊은 편입니다

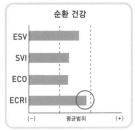

순환 건강

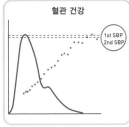

혈관 건강

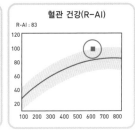

혈관 건강(R-AI)

분당 심장박동 수가 약간 느리나 맥이 정상보다 크고 깊은 편이다. 순환 건강은 비교적 양호하나 ECRI(혈액순환 저항 상태)가 비교적 경계선에 있다. 혈관 건강은 1st SBP(심장박동 시 심장 자체 혈압)와 2nd SBP(심장박동 후 혈관에서 부딪혀 오는 혈압) 간격이 매우 좁은 것으로 보아 혈압약을 오래 복용한 결과인 것으로 보인다. 또한 혈관 건강(R-AI)도 정상 범위보다 높아 혈관의 노화도를 낮추는 지속적인 관리가 필요하다.

● 최종 소견

수족 경락의 차이가 3배 이상 나는 환자로, 비·간·신 경락의 에너지가 위로 상승하지 못한 2형 고혈압이다. 또한 오랫동안 과로와 스트레스에 노출되고 혈압약을 복용하여 심장 근육이 많이 이완되어 있고 혈관의 노화도도 진행된 상태임을 의심할 수 있다.

- **침 치료** : 운기 승강침 주 2회 시술(316쪽 참고)

- **환약 처방** : 지신단(309쪽 참고), 선몽단(311쪽 참고), 천심단(308쪽, 중간에 1회 처방)

- **별뜸 치료** : 배의 하부·등의 하부(329쪽 참고), 백회혈(332쪽 참고), 용천혈 (335쪽 참고)

- **기타 치료**
  - 대나무 밟기를 매일 오전, 오후, 저녁에 20분 이상씩 시행(355쪽 참고)
  - 부항으로 등의 상하부(배수혈)에 사혈요법 10회 시행(345쪽 참고)
  - 등의 상하부에 괄사 15회 시행(351쪽 참고)

치료 경과 및 예후

- **초진 시**

  바로 혈압약을 끊게 하였으며, 오랜 기간(약 25년) 혈압약을 복용해왔으므로 꾸준한 인내를 가지고 치료에 임해야 한다고 설명하였다. 또한 가족력으로 치매가 있고, 혈압약의 장기간 복용에 따른 부작용으로 치매가 발생할 수 있으므로 더욱 충실하게 치료받을 것을 강조하였다.

- **치료 시작 후 한 달 정도 경과**

  혈압약은 초진일 다음날부터 바로 끊었다. 매주 2회 내원하면서 혈압이 150/90mmHg 정도로 상승했다. 치료 전에 비해 편하게 잠들고, 예민했던 신경도 다소 수그러들었다. 후두부가 당기고 열이 얼굴로 오르는 증상은 없어졌다.

● 치료 시작 후 2개월 경과

혈압은 수축기 혈압 130~150mmHg, 이완기 혈압 80~95mmHg를 오르내렸다. 스트레스를 받거나 잠을 충분히 못 잤을 때, 혹은 음주한 다음날에 혈압이 올랐다. 가급적 충분한 휴식을 취할 것과 음주를 중단하고 규칙적인 식사를 권고했다.

● 치료 시작 후 3개월 경과

혈압은 140/90mmHg 상태를 유지했다. 스트레스를 견디는 힘이 강해졌고, 가끔 안압이 오르는 증상과 그 외의 증상들은 소실되었다. 한약은 3개월 복용 후 폐약하였고, 침과 별뜸 치료를 계속 병행하고 있다.

● 치료 시작 후 6개월 이후

혈압은 130/85mmHg를 유지하고 있으며, 침과 별뜸 치료를 계속 병행하고 있다.

2형 고혈압

과로와 수면 부족이 원인,
생활습관의 개선에 신경 써라

원인 및 특징

- 과로와 수면 부족으로 하반신의 비, 간, 신 경락에 이상이 발생해 생체 에너지가 위로 잘 올라가지 않으면 2형 고혈압이 된다.

- 전체 고혈압 환자 중 약 25%가 2형 고혈압이다.

잘 걸리는 사람들의 특성

- 원기가 선천적으로 약한 사람

- 평소 수면이 부족한 사람

- 수면 시간이 일정치 않고 불규칙한 사람

- 과로로 인해 만성적으로 피로한 사람

- 저녁 또는 야간에 영업을 하거나 근무하는 사람

주요 증상

● 항상 피로감을 느끼고, 추위를 많이 탄다.

● 성기능 저하, 하지 냉증, 수면 중 식은땀, 변비, 난청, 매미가 우는 듯한 이명 증상을 경험한다.

● 허리와 하지가 무력해지고, 입술과 입안이 건조해지며, 목이 자주 마른다.

● 혀의 색이 붉고 태가 끼며, 시력이 저하되고, 눈이 항상 피로하고, 얼굴에 기미도 생긴다.

주요 치료법의 원리

● **환약 치료** : 지신단(309쪽 참고)으로 비·간·신 경락의 기능을 강화시키고, 선몽단(311쪽 참고)으로 전신의 기를 소통시킨다.

● **침 치료** : 고혈압 운기 승강침(316~317쪽 참고)으로 인체의 기가 잘 상승하도록 한다.

● **부항과 뜸(사혈요법, 온열요법)** : 허리 부위에 부항(345쪽 참고)을, 하복부에 뜸(329쪽 참고)을 놓음으로써 경혈을 자극해 혈압을 내린다.

● **대나무 밟기** : 발바닥의 굳은 부분을 풀어줌으로써 혈액순환을 활성화할 뿐만 아니라 냉기를 제거하고 피로감을 없애준다(355쪽 참고).

● **고혈압 붙임이** : 생체 에너지를 활성화해 온열 효과로 냉기를 없애면서 독소를 제거하며, 혈액순환을 원활히 한다(353쪽 참고).

수면습관과 식습관이 불규칙한 택시 운전사, 2개월 만에 활력을 되찾다

56세의 김 선생은 개인택시 운전사다. 항상 잠자는 시간이 불규칙해 두통과 상열감이 있었는데, 건강검진에서 혈압이 160/100mmHg로 측정돼 고혈압을 확진받았다. 혈압약을 3년간 복용하다가 20일 전 라디오 방송을 통해 혈압약에 대한 이야기를 듣고 용기를 내 혈압약을 끊었다. 그런데 그 후 혈압이 상승해 내원하게 되었다. 항상 뇌졸중에 대한 두려움이 있다.

기본 정보

● **신장 및 체중** : 175cm, 82kg

● **병력** : 없음

● **가족력** : 없음

● **성격** : 리더십이 있다. 체격이 다부지고, 성격이 약간 급한 편이며, 참을성이 있지만 불의를 보면 참지 못한다.

● **고혈압이 생기면서 나타난 증상**

- 말초혈관 부위, 손발이 저린다.
- 소화가 안 되고 앞머리가 아프다.
- 발기력이 많이 떨어졌다.
- 눈이 침침하다.
- 신경이 예민해졌다.
- 소화가 안 된 변을 본다.

혈압약 복용 관련 정보

● **혈압** : [혈압약 복용 전] 160/100mmHg

　　　　　[혈압약 복용 시] 145/90mmHg

　　　　　[혈압약 중단 후 2주] 163/91mmHg

● **혈압약 복용 기간과 종류** : 3년간 아타칸(ACE억제제) 16mg, 에니틴정(칼슘 차단제) 5mg을 복용

● **혈압약 복용 후 증상**

- 발기력이 현저하게 저하되었다.
- 소화장애가 생겼으며, 그에 따른 전두통도 함께 생겼다.
- 소화가 안 된 변을 본다.
- 신경이 예민해졌다.

내경경락진단기와 혈관 건강검사기 진단 결과

● 내경경락진단 결과 : 3형

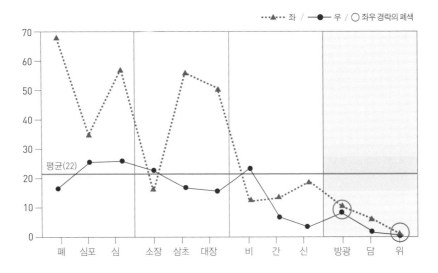

좌수삼음	161	우수삼음	69	좌족삼음	46	우족삼음	35
좌수삼양	122	우수삼양	56	좌족삼양	20	우족삼양	12
수/족	3.61	음/양	1.48	상통	1.01	좌/우	2.03

　　내경경락진단기 진단 결과 수족 경락 3.61:1, 좌우 경락 2.03:1로 정상
치(0.8~1.2)를 크게 벗어나 있다. 음양 경락도 1.48:1로 불균형이다. 또한
방광·위 경락에 폐색이 있다. 간·신 경락의 기능도 많이 떨어져 있다. 오
랜 기간 동안 불규칙한 식습관과 과로에 따른 방광·담·위 경락의 저하
로 상하 에너지가 제대로 승강되지 못해 3형 고혈압이 되었다.

● 혈관 건강검사기 진단 결과

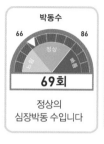

박동수

69회

정상의
심장박동 수입니다

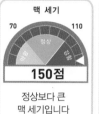

맥 세기

150점

정상보다 큰
맥 세기입니다

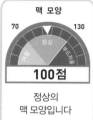

맥 모양

100점

정상의
맥 모양입니다

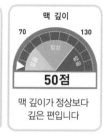

맥 깊이

50점

맥 깊이가 정상보다
깊은 편입니다

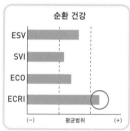

순환 건강

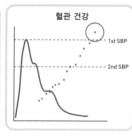

혈관 건강

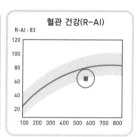

혈관 건강(R-AI)

　　정상보다 맥 세기가 크고 맥 깊이 또한 깊다. 순환 건강의 경우 ECRI(혈액순환 저항 상태)가 평균 범위를 넘어서 있다. 이는 불규칙한 생활습관과 긴장에 따른 것이며, 혈관 건강 그래프 중 맥상이 상승곡선을 그리는 것으로 보아 이러한 상황이 오랜 기간 반복되었음을 알 수 있다.

● 최종 소견

　　수족·음양·좌우 경락의 불균형, 위 경락의 폐색과 기능 저하에 따른 3형 고혈압이 되었다. 또한 불규칙한 식사와 수면습관, 과로로 맥의 세기가 세고 혈관의 저항력이 강해 혈행 상태가 그다지 좋지 못한 경우이다. 다행히 평소에 운동을 자주 하고 열심히 하는 편이라 혈관의 건강 상태는 양호하다.

- **침 치료** : 운기 상통침 주 2회 시술(316쪽 참고)

- **환약 처방** : 인위단(310쪽 참고)

- **뜸 치료** : 배의 중하부·등의 중하부(330쪽 참고), 백회혈(332쪽 참고), 용천혈(335쪽 참고)

- **기타 치료**
  - 대나무 밟기를 매일 오전, 오후에 20분 이상씩 시행(355쪽 참고)
  - 부항으로 등의 중하부(배수혈)에 사혈요법 7회 시행(345쪽 참고)
  - 등의 중앙부에 괄사 5회 시행(351쪽 참고)

치료 경과 및 예후

- **초진 시**

  최근 혈압약을 끊었는데 혈압이 올랐다면서 뇌졸중에 걸릴까 두렵다고 했다. 혈압이 정상화되는 과정을 설명해준 뒤 주 2회 치료를 받기로 했다.

- **치료 시작 후 2주 경과**

  전두통이 완전 소실되었으며, 배변 상태도 정상이 되었다.

- **치료 시작 후 한 달 정도 경과**

  혈압은 150/85mmHg. 저하됐던 발기력이 되살아나고 소화불량이 해소되었다.

● 치료 시작 후 2개월 이후~현재

며칠째 피로감이 들고 무력감을 느끼고 있다. 문진 결과, 일이 끝난 후 새벽 1시에서 2시 사이에 땀이 많이 나도록 달린다고 하기에 당장 중지토록 하였다. 몸이 쉬어야 하는 휴식 시간에 무리하게 땀을 내면서까지 운동을 하는 것은 몸에 해를 끼치기 때문이다.

운동을 중단하자 활력 상태가 정상으로 돌아왔고, 혈압은 140/80mmHg를 유지하고 있다. 운전으로 수면 시간이 일정치 않음에도 혈압은 계속 내려가고 있으며, 고혈압에 따른 제반 증상들 역시 모두 사라져 일상생활을 하는 데 아무런 불편이 없다.

약을 끊고 2개월 만에
고혈압과 궤양성 대장염에서 벗어나다

　56세의 김 선생은 작은 제조업을 운영하고 있으며, 2년 전 뇌경색으로 병원에 입원하였고, 이후 혈압약과 항혈소판약을 꾸준히 복용해왔다. 그 즈음에 설사를 하고 혈변이 있어 병원에 갔다가 궤양성 대장염 진단을 받고 약을 복용 중이다.

기본 정보

- **신장 및 체중 :** 164cm, 53kg

- **병력 :** 약한 뇌경색(2년 전), 궤양성 대장염(2년 전부터), 선천적 이명

- **가족력 :** 모친이 고혈압을 앓고 있으며, 심혈관(관상동맥)에 스텐트 시술 받았음

- **성격 :** 피부가 하얗다. 소심하고 예민해 작은 일에도 신경을 쓰며, 스트레스를 많이 받는다.

- **고혈압이 생기면서 나타난 증상**
  - 설사를 하고 혈변이 있어 병원에서 궤양성 대장염 진단을 받았다.
  - 가슴(심장) 부위가 뻐근하다.

- 스트레스를 아주 심하게 받는다.
- 점점 예민해진다.
- 오른손 두 번째, 세 번째, 네 번째 손가락 끝이 저린다.
- 깊은 잠을 못 자고, 자는 동안 2번씩 깬다.
- 소변을 보고 나면 개운치 않고, 잔뇨감 및 요도가 뻐근한 느낌이 있다.
- 성욕이 감소되었다.
- 전립선 비대가 있다.
- 추위에 약하다.
- 하체(무릎 이하)가 시리다.
- 이명 증상이 더 심해졌다.

혈압약 복용 관련 정보

- **혈압** : [혈압약 복용 시] 120/80mmHg(뇌경색 이전에는 혈압약 복용하지 않았음)

- **혈압약 복용 기간과 종류** : 2년간 오로디핀(칼슘차단제) 5mg, 이브스트린정 (항혈전증), 콜라잘(궤양성 대장염약)을 복용. 펜타사 좌약(궤양성 대장염약) 사용

- **혈압약 복용 후 증상**
  - 심장 부위가 뻐근하다.
  - 소변을 봐도 개운치 않다.
  - 성욕이 감소되었다.
  - 면역력이 떨어졌다.

내경경락진단기와 혈관 건강검사기 진단 결과

● 내경경락진단 결과 : 3형

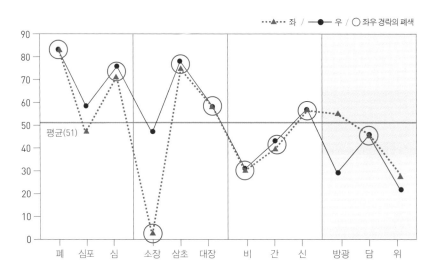

좌수삼음	203	우수삼음	218	좌족삼음	126	우족삼음	131
좌수삼양	135	우수삼양	183	좌족삼양	129	우족삼양	97
수/족	1.53	음/양	1.25	상통	1.13	좌/우	0.94

내경경락진단기 진단 결과 수족 경락이 1.53:1, 음양 경락이 1.25:1로 정상치(0.8:1.2)를 벗어나 불균형을 보였다. 소장 경락이 지나치게 낮고 폐·심·삼초·대장·비·간·신·담 경락에 폐색이 있다. 이는 평소 성격이 예민하고 소화력이 약해 인체 내의 에너지가 상하로 원활히 소통되지 못하고 중간에 정체된 경우로 3형 고혈압이 생겼다.

● 혈관 건강검사기 진단 결과

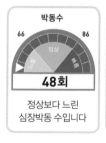

박동수

66 — 86

48회

정상보다 느린
심장박동 수입니다

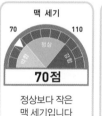

맥 세기

70 — 110

70점

정상보다 작은
맥 세기입니다

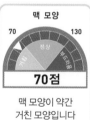

맥 모양

70 — 130

70점

맥 모양이 약간
거친 모양입니다

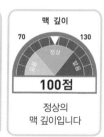

맥 깊이

70 — 130

100점

정상의
맥 깊이입니다

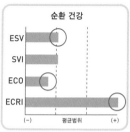

순환 건강

ESV
SVI
ECO
ECRI

(−) 평균범위 (+)

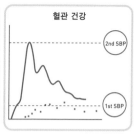

혈관 건강

2nd SBP

1st SBP

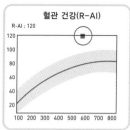

혈관 건강(R-AI)

R-AI : 120

심장박동 수가 아주 느리고 맥 세기도 작으며, 맥 모양도 거친 경우이다. 순환 건강에서 ESV(1회 심장에서 나오는 혈액량), ECO(1분 동안 심장에서 나오는 혈액량)가 평균 경계 범위 혹은 평균에 못 미치고 있다. 또한 혈관 건강에서 1st SBP(심장박동 시 심장 자체 혈압)와 2nd SBP(심장박동 후혈관에서 부딪혀 오는 혈압) 간격이 아주 넓다. 혈관 건강(R-AI)에서 혈관 노화도가 지나치게 높게 나왔다. 이는 모두 조혈작용이 잘 이루어지지 않은 상태이기 때문이다.

● **최종 소견**

소장 경락의 지나친 저하와 대장·비 경락의 폐색에 따른 영양 흡수 저하로 조혈작용이 잘 이루어지지 않고 소화기관의 운동성이 떨어져 3형 고혈압이 되었다. 이에 따라 혈관의 저항이 커 혈관 노화도 상대적으로 큰 경우라 할 수 있다. 따라서 인체 중앙에 정체된 생체 에너지를 상하로 소통시켜 소화 기능을 되살리고 조혈작용이 잘 이루어지도록 해야 한다.

주요 치료법

- **침 치료** : 운기 상통침 주 2회 시술(316쪽 참고)
- **환약 처방** : 인위단(310쪽 참고) 복용 후 지신단(309쪽 참고)
- **별뜸 치료** : 배의 중하부·등의 중하부(330쪽 참고), 백회혈(332쪽 참고), 용천혈(335쪽 참고)
- **기타 치료**
  - 대나무 밟기를 오전, 오후에 20분씩 시행(355쪽 참고)
  - 부항으로 등의 중하부(배수혈)에 사혈요법 3회 시행(345쪽 참고)
  - 등의 중앙부에 괄사 5회 시행(351쪽 참고)

치료 경과 및 예후

- **초진 시**

혈압약과 궤양성 대장염 약을 모두 끊게 했다. 약을 끊는 것에 환자 본인은 불안해했으나 치료를 병행하면 문제가 없을 거라고 하자 용기를 갖고 시작하게 되었다. 주 2회, 3일 간격으로 내원하게 하였다.

- **치료 시작 후 15일 경과**

문진 시 혈압약을 끊었지만 혈압은 상승하지 않은 반면, 궤양성 대장염 약을 끊은 후 가끔 혈변을 본다고 하였다. 인내심을 갖고 궤양성 대장염 약을 끊은 상태를 유지하고 계속 한의원에 내원해 치료를 받게 하였다.

● 치료 시작 후 한 달 정도 경과

수축기 혈압이 10~20mmHg 정도 상승했다가 정상 범위 안에 들었다가 다시 상승하는 경우가 있다. 궤양성 대장염의 경우 혈변을 보는 횟수가 많이 줄어들었다. 식후에 목구멍에 무언가 걸려 있는 매핵기 증상이 있어 환약 인위단을 처방했다. 며칠 후 내원 시 문진해보니 매핵기 증상은 깨끗이 사라졌다.

● 치료 시작 2개월 이후~현재

혈압을 재보니 125/80mmHg 상태를 꾸준히 유지하고 있으며, 궤양성 대장염 증상도 더 이상 진행되지 않았고 설사나 혈변도 더 이상 나타나지 않았다. 환자 본인도 놀랄 정도로 회복 속도가 빨랐으며, 모든 면에서 활력 징후가 좋아졌다. 하지만 과거 뇌경색을 앓은 불안감 때문에 환자가 지속적인 치료를 원해 당분간 일주일에 1~2회 정도 내원하기로 했다. 또한 조혈작용을 촉진시키고자 환약 지신단을 처방했다.

3형 고혈압

무절제한 음식 섭취가 원인, 식습관의 개선이 시급하다

원인 및 특징

- 불규칙적이고 무절제한 과음과 과식으로 생체 에너지가 가운데서 상하로 소통이 안 돼 중반신의 비, 위 경락에 이상을 초래하면 3형 고혈압이 된다.

- 전체 고혈압 환자 중 약 20%가 3형 고혈압이다.

잘 걸리는 사람들의 특성

- 선천적으로 비장이 약한 사람
- 식습관이 불규칙하고 인스턴트식품을 즐겨 먹는 사람
- 술을 자주 마시는 사람
- 평소에 기름진 음식을 좋아하고, 찬 음료수를 많이 먹는 사람
- 몸이 비교적 냉하고, 손발과 복부와 하복부가 냉한 사람

주요 증상

● 항상 몸이 무겁다.

● 장마철이나 습기가 많을 때는 두통과 현기증이 심해지고, 식욕이 없으며, 미각이 둔해지고, 구토 증세가 있으며, 몸이 잘 부으면서 가래도 많이 생긴다.

주요 치료법의 원리

● **환약 치료** : 인위단(310쪽 참고)으로 비위 기능을 강화하고 경락의 기를 소통시킨다.

● **침 치료** : 고혈압 운기 상통침(316, 318쪽 참고)으로 인체의 기혈이 잘 상승, 소통되도록 한다.

● **부항과 뜸(사혈요법, 온열요법)** : 허리와 등 사이에 부항을(345쪽 참고), 배 상부에 뜸(330쪽 참고)을 놓아 경혈을 자극해 혈압을 내린다.

● **대나무 밟기** : 발바닥의 굳은 부분을 풀어주어 혈액순환을 활성화할 뿐만 아니라 냉기를 제거하고 피로감을 없애준다(355쪽 참고).

● **고혈압 붙임이** : 생체 에너지를 활성화해 온열 효과로 냉기를 없애면서 독소를 제거한다. 이로써 혈액순환을 원활히 한다(353쪽 참고).

규칙적인 생활에도 계속 오르던 혈압, 3개월간의 한방 치료로 정상화되다

68세의 윤 선생은 20여년 전 사고로 시력을 상실하고 말았다. 7년 전 병원에서 건강검진을 받고 고혈압을 확진받았으며, 이후 혈압약을 꾸준히 복용해왔다. 거의 매일 집 안에서 사이클을 1시간 정도 타거나 러닝머신으로 운동을 하고 있으며 규칙적으로 생활하고 있다. 하지만 혈압이 계속 올라 한의원을 찾게 되었다.

기본 정보

● **신장 및 체중** : 171cm, 64kg

● **병력** : 사고로 시력 상실, 이석증(2011년 12월에 어지러워 병원에 갔다가 진단받음)

● **가족력** : 없음

● **성격** : 꼼꼼하고 까다로우며, 다소 성격이 급하다. 매사에 정확하고 정리 정돈이 잘되어 있는 것을 좋아하며, 아주 규칙적으로 생활하는 편이다.

● 고혈압이 생기면서 나타난 증상

• 불면 및 수면 불량(9시에 잠들어 새벽 1~2시쯤 깨는데, 다시 잠들기 어렵다).

• 누웠을 때 왼쪽 어깨 부위가 조이는 느낌이 강하다.

• 머리가 무겁다.

• 발이 시리고, 시린 부위가 점점 상체 쪽으로 옮아온다.

• 소식을 하지만 소화가 잘 안 된다.

• 신경이 예민해지고 짜증이 잘 난다.

• 혈압약을 복용해도 혈압이 떨어지지 않고 다소 오르는 경향이다.

혈압약 복용 관련 정보

● 혈압 : [혈압약 복용 전] 145/95mm, 140/100mmHg

　　　　[혈압약 복용 시] 초기에는 혈압이 안정됐으나 이후 지속적으로 혈압이 상승

● 혈압약 복용 기간과 종류 : 5년 이상 스카드정(칼슘차단제)과 코스카정(이뇨제)을 함께 복용하다가 최근에 디발탄정(ACE억제제) 160mg으로 바꿔서 복용

● 혈압약 복용 후 증상

• 누웠다 일어나면 어지럽다.

• 다리가 시리다.

• 소변이 잘 안 나온다.

• 소화가 잘 안 된다.

● 내경경락진단 결과 : 4형

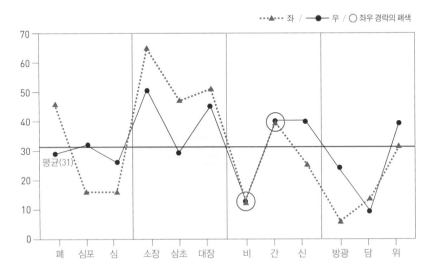

좌수삼음	78	우수삼음	87	좌족삼음	76	우족삼음	93
좌수삼양	163	우수삼양	125	좌족삼양	52	우족삼양	72
수/족	1.55	음/양	0.81	상통	0.63	좌/우	0.98

　　내경경락진단기 진단 결과 수족 경락이 1.55:1로 정상치(0.8~1.2)보다
항진되어 있고, 상통 경락은 0.63:1로 정상치보다 저하되어 있다. 또한
비·간·경락에 폐색이 있으며, 소장·삼초·대장 경락이 항진되어 생리적
범위를 넘어서 있다. 특히 좌측의 소장·삼초·대장의 경락이 모두 생리적
범위를 넘어서는 항진으로 인체 에너지의 균형이 깨진 상태이다.

● 혈관 건강검사기 진단 결과

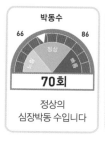

박동수
66 / 86
정상
70회
정상의
심장박동 수입니다

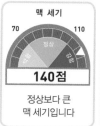

맥 세기
70 / 110
정상
140점
정상보다 큰
맥 세기입니다

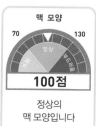

맥 모양
70 / 130
정상
100점
정상의
맥 모양입니다

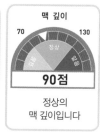

맥 깊이
70 / 130
정상
90점
정상의
맥 깊이입니다

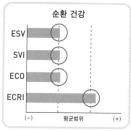

순환 건강
ESV
SVI
ECO
ECRI
(−) 평균 범위 (+)

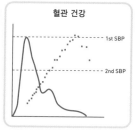

혈관 건강
1st SBP
2nd SBP

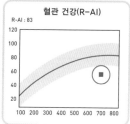

혈관 건강(R−AI)
R-AI : 83

　　정상보다 맥 세기가 크다. 순환 건강은 ESV(1회 심장에서 나오는 혈액량)와 ECO(1분 동안 심장에서 나오는 혈액량)가 평균 범위에 못 미치는 경계 범위에 있고, ECRI(혈액순환 저항 상태)가 평균 범위를 넘어서 있다. 이는 조혈작용이 부족한 상태를 말해준다. 또한 혈관 건강 그래프에서 맥상이 위로 많이 치솟아 있어 평상시 긴장 상태가 지속되고 있음을 알 수 있다.

● **최종 소견**

　　이 환자의 경우 소장·삼초·대장 경락의 항진에 따른 4형 고혈압으로 조혈작용이 미약하고 신경이 많이 예민해져 있다. 또한 소장·삼초·대장 경락의 항진으로 인체 유지를 위한 호르몬 작용이 불균형하고 원활하지 못함을 알 수 있다.

- **침 치료** : 운기 승강침 주 5회 시술(316쪽 참고)

- **환약 처방** : 보명단(311쪽 참고)

- **별뜸 치료** : 배의 상하부·등의 상하부(330쪽 참고), 백회혈(332쪽 참고), 용천혈(335쪽 참고)

- **기타 치료**
  - 대나무 밟기를 매일 오전, 오후, 저녁에 20분 이상씩 시행(355쪽 참고)
  - 부항으로 등의 상부(배수혈)에 사혈요법 5회 시행(345쪽 참고)
  - 등의 하부에 괄사 2회 시행(352쪽 참고)

치료 경과 및 예후

- **초진 시**

  혈압약을 바로 끊게 했고, 2주 동안은 매일 한의원에 내원해 치료를 받도록 했다. 환자가 비교적 규칙적으로 생활하고 있음에도 혈압이 계속 오르고 신경이 예민해져 햇볕 쐬는 시간을 하루 중에 자주 갖도록 했다.

- **치료 시작 후 10일 경과**

  수면상태가 많이 좋아졌다. 새벽 1~2시에 깨면 거의 잠을 이루지 못했으나, 치료를 받은 후부터는 동일한 시간에 깨도 다시 잠들 수 있게 되었다. 그러나 다시 잠이 들더라도 중간에 2번 내지 3번 정도는 눈이 떠졌다.
  좌측 어깨의 조이는 통증은 많이 줄어들었다. 조이는 통증 때문에 모로 눕지 못해 항상 반듯이 누워서 자야 했고 머리가 무겁고 맑지 못했으나 치료를 시작한 이후로 점점 좋아지고 있었다. 혈압 수치는

140/100mmHg 정도를 유지하고 있었다.

● **치료 시작 후 한 달 정도 경과**

2주가 지난 후부터는 주 2회(3일에 한 번)씩 내원했다. 수면상태는 계속 좋아지고 있다. 머리가 무거운 증상도 거의 사라지고 있으며, 모든 면에서 활력 징후가 나아지고 있었다.

혈압은 조금씩 나아지고 있으나 전날 수면상태에 따라 변화 폭이 있었다. 예를 들어 전날 잠을 잘 자면 수축기 혈압이 125mmHg 정도로 정상 수치를 보이다가, 수면이 부족하거나 새벽에 깨서 다시 잠들지 못하면 그 다음날 수축기 혈압이 135~140mmHg 정도로 불규칙했다.

● **치료 시작 후 2개월 경과**

처음 내원했을 때보다 현저하게 좋아졌다. 수면상태를 비롯해 이석증에 따른 어지러운 증상은 다시 나타나지 않았다. 또한 소변이 잘 안 나오는 증상 및 소화불량도 모두 사라졌으며, 발이 시린 증상도 거의 소실되었다. 혈압 수치도 점점 좋아지고 있었다.

● **치료 시작 후 3개월 이후~ 현재**

일상생활 모든 면이 정상화되고, 가끔 소주도 1잔 정도 할 수 있게 되었다. 혈압은 120/75mmHg 정도다. 재발 방지와 안정을 위해 주 1회(1개월에 4회)씩 2개월 정도 더 내원해 치료를 받았다.

30년 가까이 복용하던 혈압약을 끊고
6개월 만에 활기를 되찾다

72세의 주부 이 여사는 임신했다가 유산한 경험이 많고 자궁을 절제한 상태다. 30여 년 전 고혈압 판정을 받고 혈압약을 복용해왔다. 하지만 최근 수년 전부터 혈압이 높아지기 시작해 서울 시내의 유명 병원에서 혈압약을 다시 처방받아 복용해도 혈압은 떨어지지 않았다. 이에 불안감을 느껴 건강검진을 받았다. 그 결과 좌측 부신에서 혹이 발견되었다고 한다.

신장내과 전문의가 부신의 혹을 수술로 떼어내면 레닌 효소가 감소되어 혈압이 떨어질지도 모른다고 해서 2011년 8월 19일에 수술을 받았다. 하지만 수술 후에도 혈압은 높았고 혈압약 또한 여전히 복용하다가 한의원에 내원하게 되었다.

처음 내원했을 때 환자의 얼굴은 부어 있었고 눈의 초점이 다소 멍한 상태였다. 또한 자신의 의사표현이 약하고 만사 귀찮은 기색이 역력했다. 몸이 불편해진 이후로 서울을 떠나 근교에서 전원생활을 하고 있으며, 자연식 위주의 식사법을 철저히 하고 있었다.

기본 정보

● **신장 및 체중**: 161cm, 56kg

- **병력** : 임신 중 유산의 경험이 많음, 자궁 절제, 좌측 부신 절제

- **가족력** : 형제들(4남매)이 모두 고혈압을 앓고 있음

- **성격** : 활달하고 매사에 긍정적인 편이다. 표현이 직선적이고, 워낙 외향적이라 뒤끝이 없다.

- **고혈압이 생기면서 나타난 증상**
  - 체력이 많이 떨어졌다.
  - 자고 나면 많이 붓고, 부기가 잘 빠지지 않는다.
  - 자고 나도 피곤하고 의식이 몽롱하고 맑지 못하다.
  - 입맛이 없어 밥 먹기가 힘들다.
  - 오랫동안 감기가 떨어지지 않고 낫지 않는다.
  - 소화가 잘 안 된다.
  - 불면이 심하다.
  - 숨이 심하게 찬다.
  - 왼쪽 무릎과 종아리가 아프다.
  - 원만한 성격이었는데 많이 예민해지고 과민해졌다.

혈압약 복용 관련 정보

- **혈압** : [혈압약 복용 시] 170~180/100~110mmHg(약을 먹어도 계속 혈압이 높아짐)

- **혈압약 복용 기간과 종류** : 30년 가까이 혈압약 복용. 최근 몇 년 전부터 아프로벨(ACE억제제) 300mg, 시나롱(칼슘차단제) 10mg, 네비레트(베타차단제)를 복용

- **혈압약 복용 후 증상**

  - 숨이 차다.
  - 불면증이 생겼다.
  - 우울하고 만사가 귀찮다.
  - 몸에 힘이 없다.
  - 자고 나면 붓는다.

내경경락진단기와 혈관 건강검사기 진단 결과

- **내경경락진단 결과 : 4형**

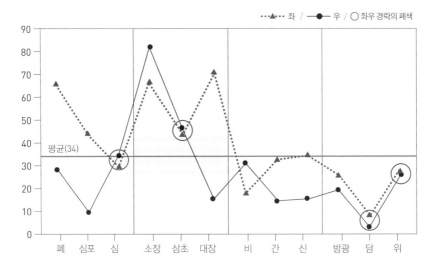

좌수삼음	140	우수삼음	74	좌족삼음	87	우족삼음	63
좌수삼양	182	우수삼양	145	좌족삼양	63	우족삼양	49
수/족	2.06	음/양	0.83	상통	0.68	좌/우	1.43

내경경락진단기 진단 결과 수족 경락이 2.06:1, 상통 경락이 0.68:1, 좌우 경락이 1.43:1로 정상치(0.8~1.2)를 벗어나 있다. 또한 심·삼초·담·위 경락에 폐색이 있다. 소장·삼초·대장 경락이 모두 정상적인 생리적인 범위를 벗어난 4형 고혈압이다. 또한 한쪽 부신을 수술로 제거함으로써 경락 에너지의 정상적인 순행에 영향을 주어 전체적인 에너지 생산과 순환이 원활하지 못하다.

● 혈관 건강검사기 진단 결과

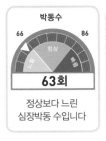

정상보다 느린
심장박동 수입니다

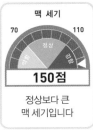

정상보다 큰
맥 세기입니다

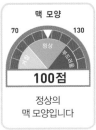

정상의
맥 모양입니다

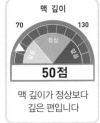

맥 깊이가 정상보다
깊은 편입니다

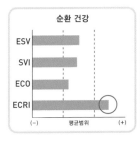

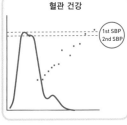

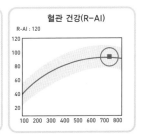

심장박동 수가 약간 느리고 맥 세기는 아주 크며, 맥 깊이 또한 정상보다 깊은 상태이다. 순환 건강에서 ECRI(혈액순환 저항 상태)가 평균 범위를 넘어서고 있다. 혈관 건강에서 1st SBP(심장박동 시 심장 자체 혈압)와 2nd SBP(심장박동 후 혈관에서 부딪혀 오는 혈압) 간격이 아주 좁은 것으로 보아 심장 근육이 많이 이완되어 있음을 알 수 있다. 혈관 건강(R-AI)에서 혈관의 노화도는 경계선상에 있다.

● **최종 소견**

　수술로 한쪽 부신을 제거하고 오랜 기간 혈압약을 복용한 환자로 소장·삼초·대장 경락의 항진에 따른 4형 고혈압이 되었다. 부신을 절제함에 따라 호르몬 균형이 잘 맞지 않고 오랜 기간 동안 혈압약을 복용함으로써 심장 근육의 이완이 진행되어 있다.

주요 치료법

● **침 치료** : 운기 승강침 주 5회 시술(316쪽 참고)

● **환약 처방** : 보명단(311쪽 참고)

● **별뜸 치료** : 배의 하부·등의 하부(330쪽 참고), 백회혈(332쪽 참고), 용천혈(335쪽 참고)

● **기타 치료**
　• 대나무 밟기를 매일 오전, 오후에 20분 이상씩 시행(355쪽 참고)
　• 부항으로 등의 상부(배수혈)에 사혈요법 10회 시행(345쪽 참고)
　• 등의 하부에 괄사 10회 시행(352쪽 참고)

치료 경과 및 예후

● **초진 시** : 당장 혈압약을 끊고, 매일 내원해 치료를 받기로 했다.

● **치료 시작 후 15일 경과**

　혈압 수치가 상승하던 증상은 멈추었다. 다만 새벽 4~5시 사이에 혈압이 높아졌다가 다시 가라앉는 현상이 발생했고, 아랫배가 찬 증상을 호소하였다. 설사를 하는 증상도 생겼으나 체력이 저하되지는 않았다. 계속해서 침과 뜸, 한약 치료를 병행했다.

● 치료 시작 후 한 달 정도 경과

조금씩 정신이 맑아지고, 식욕도 생기고 있다. 특이 증상이 발견되지는 않고 수축기 혈압은 170~180mmHg이다.

● 치료 시작 후 2개월 경과

초진 시 호소했던 증상들이 모두 개선되고 있다. 속이 부글거리고 설사를 하는 것 빼고는 무엇보다 생활에 조금씩 활력이 생기고 자신감이 생겼다. 소화가 잘 안 되고 설사를 한다고 하여 환약 인위단을 3일분을 처방해주었다.

● 치료 시작 후 3개월 경과

지금까지 치료가 잘되고 안정적이었던 몸 상태가 갑자기 안 좋아지기 시작했다. 두정부(머리의 정수리 부분)에 압박감을 심하게 느꼈고, 수축기 혈압이 230mmHg까지 측정되었다. 두정부에 압박감이 심할 때 혈압을 재보면 가정용 혈압계에서 측정이 안 될 때도 있었다. 문진을 해보니 연말연시를 맞아 근교의 전원주택에서 춥게 지냈던 것이 원인이었다. 일단 환자와 보호자에게 체내 경락의 변화 상태와 인체가 치료되는 에너지 현상을 설명해주고 집에서 할 수 있는 응급처치법을 알려주었다. 2~3일간 침, 뜸, 부항 시술을 시행하고, 당장 거처를 서울로 옮기고 냉기에 노출되지 않도록 보온에 각별히 신경 쓸 것을 당부했다. 환자의 강한 의지와 지속적인 치료를 통해 몸은 일주일 만에 정상화되었다. 혈압 수치는 170/100mmHg 정도로 유지되었다.

● 치료 시작 후 4개월~ 현재

치료를 시작한 지 4개월째 접어들면서 혈압은 평균 165/100mmHg 정도를 유지하다가 점차 하향세로 접어들기 시작했다. 현재는 150~155/88~93mmHg를 유지하고 있으며 모든 증상은 완전히 소실되었고, 기억력은 회복되었다. 무엇보다도 30여 년 동안 복용했던 혈압약을 완전히 끊었으며, 일상생활을 젊었을 때처럼 활력 있게 생활하고 있다. 지금은 건강 유지 차원에서 매주 1회 한의원에 내원해 치료를 받고 있다.

4형 고혈압

노화로 인한 혈액순환 장애가 원인, 원기 보강과 심신의 안정을 병행하라

원인 및 특징

- 임신한 여성과 폐경 이후의 여성들은 어혈이나 빈혈 등으로, 남성들은 생체 에너지 저하로 혈액순환 장애가 생기면 4형 고혈압이 된다.

- 여성은 여성호르몬과 관련이 있고, 남성은 양적 생체 에너지의 저하로 인해 많이 발생한다. 약 20%가 4형 고혈압이다.

잘 걸리는 사람들의 특성

- 과거에 외과 수술을 크게 받은 병력이 있거나, 수혈을 많이 받은 사람

- 과거에 교통사고나 타박상을 심하게 경험한 적이 있는 사람

- 10대 산모, 고령 산모, 초산모, 비만인 산모와 쌍둥이를 임신한 산모, 산후조리를 제대로 하지 못한 여성 등은 폐경 이후에 발생

- 성기능이 많이 약해졌거나 양기가 많이 떨어지거나 산증(疝症)이 심한 남성

주요 증상

● 머리가 은근하게 아프고, 현기증과 구토 증상이 자주 생긴다.

● 얼굴이 자주 상기되고, 다리가 아주 차며, 어깨결림이 심하게 나타난다.

● 입술·혀·얼굴빛이 검푸르고, 피부에 윤기가 없다.

● 상처가 나면 잘 낫지 않고, 다리에 정맥류가 있다.

● 변비, 발기불능, 성기능 저하가 심하게 나타난다.

주요 치료법의 원리

● **환약 치료** : 보명단(311쪽 참고)으로 기혈을 강화한다.

● **침 치료** : 고혈압 운기 상통침(316, 318쪽 참고)으로 기혈이 원활히 상승, 소통되도록 한다.

● **부항과 뜸(사혈요법, 온열요법)** : 허리에 부항을(345쪽 참고), 하복부에 뜸(330쪽 참고)을 놓아 경혈을 자극해 혈압을 내린다.

● **대나무 밟기** : 발바닥의 굳은 부분을 풀어주어 혈액순환을 활성화할 뿐만 아니라 냉기를 제거하고 피로감을 없애준다(355쪽 참고).

● **고혈압 붙임이** : 생체 에너지를 활성화해 온열 효과로 냉기를 없애면서 독소를 제거한다. 이로써 혈액순환을 원활히 한다(353쪽 참고).

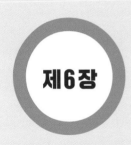

제6장

고혈압,
근본적 치료의
모든 것

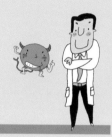

한의학으로 고혈압을 고칠 수 있다는 사실을
모르는 사람들이 많다.
한편으로는 한의학이 비과학적이라며
비난하는 사람들도 있다.
하지만 그건 모르고 하는 말들이다.
경락을 이용해 원인을 찾고
한의학적 방법으로 치료하는 것은 매우 과학적이며,
체계적이고, 효과 또한 좋다.
혈압약을 끊고 3~6개월 안에 정상 혈압을 되찾아
건강한 삶을 살 수 있는 최선의 치료법인 것이다.

건강을 되찾기 위한 근본적 치료법

한의학에서 질병의 원인을 파악하는 방법은 구체적이고 체계적이며 통합적이다. 선천적으로 타고난 체질의 특성에 근거해 호흡기계(폐 기능)·순환기계(심장 기능)·소화기계(비위 기능)·비뇨생식기계(신장 기능) 등의 문제로 발생하는 것인지, 후천적으로 생활습관에 근거한 과도한 스트레스·과음·과식·운동 부족·수면 부족 등에서 오는지를 구분한다. 스트레스도 정신적인 스트레스로 온 것인지, 육체적인 과로로 온 것인지를 구분한다. 또한 내부의 정기가 부족하거나 약해서 온 것인지, 외부의 사기가 실하거나 과해서 온 것인지, 장기의 물질대사인 혈액의 순환이 문제인지, 경락의 에너지 대사인 기의 순환의 문제인지를 구분하고 원인을 파악함으로써 근본 원인을 치료한다.

이처럼 한의학에서는 질병을 인체의 균형의 부조화로 발생한다고 본다. 이 지구상에서 벌어지는 모든 현상은 인간의 생명현상에 직간접적으로 많은 영향을 미치고 있다. 그중에서 날씨, 환경과 개인의 생활습관은 가장 많은 영향을 미친다. 결과적으로 생명현상은 '전체와 부분의 조화'이며, 질병 현상은 '부분과 전체의 긴장 관계'에 의해 결정되기 때문에 한의학에서는 질병의 원인을 한마디로 '균형의 부조화'라고 말하는 것이다.

미국 의대 출신으로서 한의학과 서양의학을 통합한 최고의 의사 디펙 초프라는 "완전한 건강은 완전한 균형에 달려 있다"고 말한다. 사람들은 누구나 완전한 건강을 원한다. 완전한 건강이란 신체적, 정신적, 사회적으로 건강한 상태를 말한다. 곧 영(靈), 심(心), 신(身)이 조화를 이루고 균형을 유지하는 상태가 바로 완전한 건강이다. 즉 먹고, 말하고, 생각하고, 일하고, 보고, 느끼는 모든 행위는 인체의 전반적인 균형과 아주 관련이 깊다.

이 모든 행위들을 인체의 균형에 맞게 한꺼번에 조절하는 것은 어려운 일이기는 하다. 그러나 식사, 운동, 일 그리고 계절에 맞는 생활습관을 고유의 인체의 균형에 맞게 실천하면 몸에서 일어나는 불균형을 교정할 수 있을 뿐만 아니라, 더불어 미래에 발병할지도 모르는 질병까지 예방할 수 있다. 이를 가능하게 하는 것이 바로 질병의 근본적 치료다.

02 질병보다는 환자를 중심에 둔다

서양의학은 몸과 마음을 따로 생각하며 질병의 원인을 과학적으로 분석하고, 의료의 보편성을 위해 질병의 진단법과 치료법을 획일화한다. 또한 수치가 가능한 지표를 중시하면서 외부에서 인위적인 방법을 동원하여 치료한다.

반면, 한의학은 몸과 마음을 하나라고 생각하며 객관적인 수치보다는 개인의 체질과 증상을 중시한다. 오랜 경험과 다양한 임상을 통해 유효한 치료법을 모으고, 인체가 가진 다양성과 특성을 중요시하면서 인체가 스스로 치유할 수 있게끔 자연치유력을 높인다.

질병을 중심으로 하는 서양의학과 환자를 중심으로 하는 한의학, 이 차이는 질병을 진단하고 치료하는 데서도 드러난다.

환자를 중시해야
질병의 근본 치료가 가능하다

한의학의 생명관은 인체를 부분적으로 보지 않고 하나의 시스템으로 보는 것이다. 질병도 신체의 일부가 문제를 일으킨 것이 아니라 인체의 체계에 총체적인 문제가 발생한 것으로 본다. 인체는 100조 개의 세포로 이뤄져 있으며, 이 세포 하나하나가 유기적으로 서로 정보를 주고받는 유기적 통합 시스템이기 때문이다.

그래서 한의학에서는 환자의 면역 체계를 복구해 인체의 기능을 스스로 회복하는 것을 목표로 질병을 치료한다. 인체는 자신을 복원하여 건강을 유지하고 치료하는 데 필요한 방법을 알고 있고(항상성) 스스로 치유하는 능력(자연치유력)을 가지고 있기에 한의학이 그 능력을 발휘하도록 도움을 주는 것이다.

서양의학으로는
질병의 근본 치료가 불가능하다

세계적인 심장내과 의사이며 1985년도 노벨평화상을 수상한 버나드 라운은 다음과 같은 말로 서양의학의 맹점을 비판했다.

"서양의학에서는 동일 질환을 가진 환자들을 서로 비슷한 부류라고 본다. 서양의학이 가장 중요하게 주장하는 것은 생물학적 공통성이며, 그 과정에서 개인적 차이는 무시된다. 또한 서양의학은 모든 환자가 비슷하고 교환 가능한 부속물로 이루어져 있다고 생각한다. 하지만 사람들 각자는 고유한 특성을 가지며, 개인의 정신 역시 쉽게 단일화시켜 파악할 수 없다. 그리고 인간 존재의 특성은 과학적 수치나 방정식으로 정립될 수 없다. 의학에서 이러한 비인간적인 요소가 중심을 차지하면 치명적인 바이러스가 침투한 것과 같은 결과를 초래한다."

라운 박사의 말대로 인체는 기계가 아니고 개인마다 특성(체질)이 다르니 모든 질병의 정상 수치도 사람마다 다르다. 그리고 외부 환경과 심리의 영향을 받으니 수치의 변화가 심하다. 일정 조건 하에서는 수치가 일정하겠지만 환경, 체질 등 조건이 다르면 수치는 변하게 된다. 그러므로 서양의학은 고혈압뿐만 아니라 암, 당뇨병 등을 근본적으로 해결하지 못한다.

■ 실증의학 VS. 증실의학

서양의학은 병원체나 유전자가 질병 발생의 원인이며 인체는 복잡한 기계와 비슷하다고 본다. 그래서 질병의 객관적인 원인을 찾아 없애는 데 중점을 두는데, 이를 실증의학이라고 한다. 질병의 실체를 객관적으로 검증하는 것을 중요시하니 '실증주의'이고, 질병이 난 부위만을 국소적으로 치료하니 '국소주의'이다.

실증주의는 매우 분석적이고 객관적인 것 같지만 사실은 오진율이 더 높다. 인체는 개인마다 다르고 생명은 변화가 심하니 미래 예측이 불가능하고 불확실해 과학적·국소적으로 접근하는 것은 한계가 많기 때문이다.

서양의학과는 다르게, 한의학은 질병의 증상을 통해 질병의 원인을 찾으려고 하는 증실의학이다. 증상이란 질병의 원인이 나타내는 총체적인 반응이기 때문에 질병의 증상을 통해 병의 실체(원인)을 찾는 것이다. 한의학 치료는 환자의 증상을 중시하며 치료하니 '총체적 혹은 유기체적'이다. 증실주의는 '주관의 판단을 중요시'한다. 주관적 검증이란 자연의 변화와 환자의 증상을 중시하는 것이다. 얼굴색 하나로 질병의 증상을 파악하거나, 목소리를 듣고 인체를 파악하거나, 증상을 물어서 파악하거나, 맥을 진단해 파악하는 방법이다. 즉 '증상'을 파악한 다음 그것의 객관성을 입증해나간다.

20세기에 들어와 서양의학의 질병의 '실체'을 입증하려는 태도는 실패하고 말았다. 질병의 실체를 검증할 수 없다는 결론이 나온 것이다. 결국 한의학의 질병의 증상에서 실체를 찾는 방법이 대안일 수밖에 없다. 그러니 우리는 과학적 의술에 대한 환상에서 깨어나야 한다. 또한 생명체는 단순한 기계가 아니고 외부 환경과 심리적 요인에 의해 영향을 받는 복잡한 유기체적·총체적·기능적 시스템이므로 일정 조건 하에서는 예측이 가능하지만 환경과 체질 등 조건이 다른 사람에게 다 적용되지 않는다는 사실을 알아야 한다.

과학이 급속도로 발전하면서 과학 만능주의적인 사고가 팽배해 있다. 과학 만능주의는 인체나 자연이 가진 자연치유력을 인정하지 않고, 과학이 해결해주지 못할 경우 치료를 빨리 포기하거나 약물 남용의 늪으로 빠뜨릴 수 있다.

근래는 더욱 의술과 과학이 결합해 의술과 과학을 동일시하는 경향이 생겨났다. 과학적 의술에 대한 환상에서 빨리 깨어나서 자신의 질병은 자신이 노력으로 치유해야 한다는 의지를 가져야 한다.

맥에는 체온과 혈압이 반영된다

인체는 자연에 순행하면 건강하고, 자연에 역행하면 질병이 생긴다. 그래서 건강하려면 자연과 친해져야 하고, 친자연적으로 먹고 생활해야 하며, 친자연적으로 질병을 치료해야 한다. 한의학의 치료법이 친자연적인 것도 그러한 이유에서다.

한의학의 핵심 진단법인 맥진은 자연의 변화를 참고하며, 맥은 사계절의 변화를 나타낸다. 계절의 변화에 따라 맥도 변하는데, 계절에 맞지 않게 맥이 나타나는 사람은 건강하지 않다고 할 수 있다. 여름에 겨울의 맥이 나타나면 체력이 약하고 몸 전체가 차가워져 있다는 의미이다. 겨울에 여름의 맥이 나타나면 정서가 불안하고 예민하며 몸 전체에 열이 있음을 의미한다.

또한 맥진은 인체의 내부 장기나 경락의 상태를 가장 정확하게 알 수 있는 진단법이다. 맥진을 하면 지금 몸의 어디가 불편한지를 잘 알 수 있는데, 인체의 해당 장기에 냉증이 생기면 해당되는 맥의 부위가 가라앉고 단단하며 속도가 떨어지고, 반대로 해당 장기에 열이 있으면 맥은 위로 떠오르고 흩어지며 속도가 빨라진다.

맥진으로 고혈압의 원인도 알 수 있다. 혈압은 심장박동 수에 따라, 혈액의 양에 따라, 혈액의 점도에 따라, 혈관의 크기에 따라, 맥관의 굵기와 지름에 따라, 혈관의 탄력성에 따라 달라지는데 그 모든 정보가 맥에 잘 반영되기 때문이다.

균형의 부조화를 개선해 혈압을 정상화한다

앞에서도 말했듯이, 한의학에서는 모든 병이 '균형의 부조화'에서 비롯 된다고 본다. 이는 고혈압을 보는 시각에도 고스란히 적용된다. 즉 음양 의 균형이 무너지거나 기혈진액이 과하거나 부족하면 오장의 균형이 무너 져 고혈압이 오는 것으로 본다. 더불어 혈압이 오르면 상기, 두통, 이명, 초조감 등의 증상이 나타난다고 본다.

고혈압 치료 역시 균형의 부조화를 개선하는 쪽으로 진행된다. 즉 한의 학에서는 환자가 불편하게 느끼는 자각증상을 개선해 혈압을 근본적으 로 정상화하는 것을 고혈압 치료의 기본 목적으로 한다. 침, 뜸, 한약으로 꾸준히 치료하면 혈압 수치뿐만 아니라 장기의 기능을 개선하고 경락의 흐름을 조화롭게 해 혈압뿐 아니라 몸 상태가 전반적으로 좋아진다.

나는 고혈압 환자가 상담을 요청해오면 가장 먼저 정확한 원인을 파악하는 데 주력한다. 그때 필요한 것이 내경경락진단기(IEMD)와 혈관 건강 검사기(DMP–Life)인데, 이를 통해 몸속 에너지의 불균형 상태와 몸속 물질의 부조화 상태를 진단해 근본 원인을 알아낸다. 내경경락진단기는 경락진단학회에서 국내 최초로 특허등록을 해 일반 한의원에서 사용하고 있는 최신 진단기다. 이 기기는 서양의학에서는 원인을 밝히지 못하는 고혈압의 원인을 4가지로 나누는 역할을 한다.

원인을 알아낸 후에 치료 방법을 선택하는데, 생체 에너지 대사는 기존의 치료 외에 고혈압 침법, 뜸 요법, 대나무 밟기, 부항요법, 명상요법으로 조절하고, 생체물질 대사는 고혈압 환약 복용과 괄사, 고혈압 붙임이(해독요법)로 조절한다.

∷ 한의학의 고혈압 치료법

환약 치료법	옛날부터 내려오는 귀한 약으로 신선들이 무병장수와 난치병 치료를 위해 특별하게 제조한 약이라고 해서 선단(仙丹)이라고도 불리는 약을 복용하여 치료하는 방법이다.
운기 승강침법	고혈압은 주로 기의 상승과 하강이 원활하게 이루어지지 않아 나타난다. 승강침법은 장기와 경락 기의 상승과 하강을 돕기 위한 고혈압 침법이다.
뜸 요법	뜸은 냉기나 독소가 정체되거나 면역기능의 저하로 생기는 고혈압을 근본적으로 개선하는 온열요법이다.
보조 치료법	식사법, 해독요법, 부항요법, 괄사, 고혈압 붙임이, 대나무 밟기, 명상법 등이 고혈압을 근본적으로 치료하는 데 도움이 된다.

한의학 치료를 받을 때 환자들은 과로를 피하고 스트레스를 줄이면서 식습관을 적극적으로 개선하는 데 신경을 써야 한다. 그러면 고혈압은 더욱 빨리 호전된다. 또 치료 과정에서 혈압이 떨어지면서 몸에 예상치 못한 문제가 생기지는 않는지도 잘 살펴야 한다. 어떤 환자는 혈압이 다른 사람과 견주어 높은 것이 정상일 수 있기 때문이다.

04 경락의 흐름이 왕성해야
건강하게 살 수 있다

경락(經絡)은 인체의 뼈와 근육, 오장육부, 뇌 등 인체의 안과 밖, 그리고 머리에서 발끝까지 어느 곳에나 영향을 준다. 따라서 경락을 잘 관찰하면 질병의 원인을 진단할 수 있고, 그로 인해 근본적인 치료가 가능하다. 노화를 방지하는 양생법도, 장수하는 방법도 경락을 활성화시키면 가능하다.

우리 몸의 경락은 상하좌우로 흐르면서 인체를 조절하는 역할을 한다. 경은 상하로 흐르는 생체 에너지의 길이다. 모두 12개의 경로가 있으며 주로 위에서 아래로, 아래에서 위로 흐른다. 락은 좌우로 흐르는 생체 에너지의 길이다. 모두 15개의 경로가 있고 주로 왼쪽에서 오른쪽으로, 오른쪽에서 왼쪽으로 흐른다. 다시 말해 경락이 인체를 가로와 세로의 그

물망으로 교차하며 안과 밖을 이어주면서 온몸에 영양을 공급함으로써 생체가 정상적인 기능을 발휘하는 데 중요한 역할을 한다. 경락은 내부의 오장육부에서 외부의 피부와 뼈에까지 작용하니 한의학의 생명관과 질병관의 중심이다.

경락은
곧 날씨다

경락의 순우리말은 '날씨'다. 날씨란 '날줄'과 '씨줄'의 줄임말이다. 날줄은 상하로 흐르는 줄을 말하며, 씨줄은 좌우로 흐르는 줄이다. 날줄은 경락에서 '경(經)'을, 씨줄은 '락(絡)'을 뜻하니 '날씨'는 '경락'과 같은 의미의 다른 표현이다.

"오늘 날씨가 좋다"는 말은 "오늘 경락이 좋다"는 말과 같은 뜻이다. 자연의 날씨가 인체의 경락에 영향을 주고, 날씨에 따라 인체의 경락은 날씨의 변화에 맞추어 매일매일 조율을 한다. 자연에서는 날씨, 인체에서는 경락인 것이다. 한의학의 대가들은 날씨 공부인 운기학(運氣學, 기의 움직임을 연구하는 학문)과 경락 공부인 경락학을 동시에 중요시했다. 운기학과 경락학은 한의학의 핵심 이론이며, 인체의 외부를 이해하기 위해 운기학을, 인체 내부를 알기 위해 경락학을 공부한 것이다.

운기학과 경락학의 관점에서 보면 인체의 경락은 자연의 변화를 나타내는 '측정계'다. 인체는 천지의 변화를 정확하게 인식하여 몸을 수시로 조율하면서 자연의 변화에 잘 적응한다. 1년 중 태양이 가장 높이 뜨고 낮의 길이가 14시간 30분으로 가장 긴 절기인 하지(夏至)가 되면 일조량이 많아져서 누구나 음(陰)의 에너지가 부족해진다. 육체적인 기능이 저하되어 쉽게 지치며, 땀이 많이 나고, 잠을 깊이 자지 못하고, 입맛이 없고, 두통과 어지럼증이 생긴다. 특히 열이 많은 체질은 더욱 고생한다. 동지(冬至)가 되면 일조 시간이 8시 30분으로 부족해지는데, 이 시기엔 누구나 양(陽)의 에너지가 부족해 정신적인 기능이 저하되어 잠들기가 쉽지 않고(불면), 가슴이 답답하고, 정서가 불안하고, 추위를 많이 느끼고, 허리가 아프거나 무릎이 시리고, 관절에 부담을 많이 느끼고, 몸이 냉한 사람은 더욱 고생을 하게 된다. 즉 하지 때는 육체에, 동지 때는 정신에 더 많은 영향을 준다. 또한 태풍이 다가올 때나 흐린 날씨에는 저기압이 형성되어 누구나 몸의 상태가 저하된다.

이와 같이 날씨(=경락)가 사람의 몸과 마음 상태를 결정한다는 한의학의 이론은 현대과학에서도 밝혀지고 있다. 일반적으로 내분비호르몬이 육체적인 상태를 결정하며, 뇌내 신경전달물질이 정신적인 상태를 결정하는 데 영향을 미치는 것으로 나타났다. 호르몬과 신경전달물질의 분비를 결정적으로 조절하는 것이 날씨인 것이다. 날씨에 가장 많은 영향을 받는 것이 뇌의 송과체이고, 송과체가 뇌하수체호르몬을 통해서 전체를 조율한다.

지금까지 밝혀진 뇌내 호르몬에는 엔도르핀, 도파민, 세로토닌, 아드레날린, 노르아드레날린 등이 있다. 온도, 습도, 몸의 상태, 나이에 따라 특정한 신경전달물질이 분비되는데, 그 물질이 기분과 몸의 상태를 결정한다. 예를 들어 도파민이 분비되면 항상 흥분되어서 일을 자꾸 저지르고, 세로토닌이 줄어들면 기분이 침울해져 아무 일도 안 하게 되는 것이다.

경락으로 질병을 예측한다

한의학의 경전인 《황제내경영추경(黃帝內經靈樞經)》에는 "경락이 삶과 죽음을 결정한다"고 기록되어 있다.

- 대저 십이경맥은 사람이 생존하는 수단이요, 질병이 형성되는 원인이요, 환자를 치료하는 수단이요, 질병을 치유하는 수단이다. 따라서 처음 배우려는 사람은 경맥부터 시작해야 하고, 의학에 조예가 깊은 자라도 경맥에서 끝난다. – 〈영추·경별〉 편
- 경맥은 생사(生死)를 결단하고 온갖 질병을 다스리며 허실(虛實)을 조화시키므로 통달하지 않으면 안 된다. – 〈영추·경맥〉 편

경락을 알면 인체의 작은 이상도 감지할 수 있다. 다양한 원인으로 인체의 정상 기능이 무너지면 질병이 발생한다. 서양의학은 인체에 생기는

기질적인 질병의 변화는 쉽게 관찰하지만, 작은 변화나 질병이 나기 전인 미병 상태를 관찰하는 데는 어려움이 많다. 경락이 지나가는 부위를 한의학적인 방법으로 살펴보면 증상이 아직 나타나지 않았거나 증상이 아주 미약하더라도 질병의 원인 진단이 가능하다.

경락은 인체의 모든 부분과 밀접한 관계를 맺고 있다. 즉 경락과 경혈은 질병을 진단하는 곳이면서 질병을 치료하는 곳이다.

경락의 반응을 통해 질병이 나기 전에 질병을 알아 진단하는 진단법과, 조기에 질병을 치료하고 사전에 예방하는 방법이 근래에 이르러 다양하게 발전하고 있다. 최근에는 경락을 기기로 측정하려는 시도들이 활발하게 진행되고 있다. 손목과 발목에 주로 분포하며 각 경락의 내부 상태를 가장 잘 나타내는 원혈(原穴)에서 피부의 전기저항을 측정한다든지, 경혈 온도를 측정해 질병 진단의 참고 자료로 다양하게 활용하고 있다. 내부 장기의 상태를 더욱 상세하게 진찰하기 위해 손목과 발목에 있는 원혈 이외에 복부와 등에 있는 경혈까지 진단함으로써 질병의 원인을 더욱 입체적으로 예측할 수 있다.

이와 같이 경락 진단법은 질병의 상태를 조기에 발견하여 질병을 조기에 치료하고 질병을 예방하는 데도 매우 유용하다. 경락은 장기와 인체 외부를 연결해주는 통로일 뿐만 아니라 인체의 모든 변화를 나타내는 반응 경로이기도 하다. 경락 진단을 통하여 고혈압, 암, 당뇨병 같은 질병을 조기에 진단하여 그 원인을 미리 알고 치료할 수만 있다면 그 가치는 대단히 크다.

경락을 진단할 때의 원칙은 '부분의 경혈에서 진단함으로써 전체 인체'를 관찰하여 부분과 전체의 조화를 통해 이상 유무를 판정하고 그 외 절진(맥으로 진단. 맥진이라고도 한다), 설진(혀의 상태로 진단), 복진(배 안의 상태로 진단) 등 한의학적인 진단법을 모두 종합해 인체를 진단하는 것이다.

경락 진단은 경락 상호간의 상대값의 비교로 증상의 원인과 특성을 알아내는 장점이 있다. 서양의학은 질병을 알기 위해 해부학적이며 조직학적인 기질적 검사를 한다. 그러나 현대인들의 질환은 기질적 이상보다는 정신적이고 심리적인 이상에서 비롯되는 기능적 이상인 경우가 많다. 기능적 이상은 복잡하고 어려운 검사를 하지 않고도, 경락 진단기를 통해 경락의 전체적인 흐름과 상호간의 4가지 유형 비교로 증상의 원인을 진단할 수 있다.

경락 진단을 활용하면 한의학의 진단법을 객관화, 표준화하는 일이 가능하다. 한의학의 우수한 생명관과 질병관을 현대 과학기술을 이용해 객관화, 표준화, 통계화하는 작업은 향후 한의학계가 추구하는 중요한 방향 중의 하나이다. 특히 경락 진단 자료를 객관화하는 작업은 가장 중요한 작업이라고 할 수 있다.

고혈압의 근본적 치료 1

고혈압 환약으로
근본 원인을 다스린다

천심단(天心丹) :
스트레스로 인한 '1형 고혈압'에 적합

고혈압 환자에게는 '상성하허(上盛下虛)'라는 독특하면서도 전형적인 증상이 나타난다. 상성이란 상반신에 생체 에너지가 지나치게 많아져서 위에서 아래로 내려가지 않는 상태를 말한다. 원인은 주로 스트레스에 의한 정신적인 영향이며, 상성 상태에서는 생체 에너지 체계에 이상이 생기는 예가 많다. 심장이나 폐 경락 기능에 이상을 일으키는 경우도 많다.

상성일 때는 심장과 폐 기능을 강화하고 과한 생체 에너지를 아래로 잘 내려가도록 하는 천심단을 복용하면 치료가 잘된다.

∷ 약재 및 용량

당귀, 용안육, 산조인, 원지, 황귀, 백출, 백복신, 반하, 진피, 치자, 청피, 향부자, 감국, 고본, 구기자, 사인, 산사, 신곡, 형개 각 4g씩 / 목향 2g / 지실 2g / 감초 3g / 생강 3g / 대추 2g

지신단(地腎丹) :
육체적 과로로 생긴 '2형 고혈압'에 효과적

하허(下虛)란 하반신에 생체 에너지가 지나치게 부족해서 아래에서 위로 올라가지 않는 상태를 말하며, 원인은 주로 육체적 과로로 인한 기능 저하다. 하허 상태에서는 생체 에너지 체계에 이상이 일어나, 그 결과 간 경락이나 신 경락 기능에 이상 현상이 나타난다. 하허일 때는 간과 신장의 기능을 강화하고 부족한 에너지를 보충하고 생체 에너지가 잘 올라가도록 돕는 지신단을 복용한다.

∷ 약재 및 용량

숙지황 16g / 산약, 산수유 8g씩 / 목단피, 택사, 적복령 6g씩 / 우슬, 속단, 방풍, 독활, 형개 4g씩 / 지모, 황백, 구감초 2g씩 / 생강 3g / 대추 2g

인위단(人胃丹) :
과식과 폭식으로 인한 '3형 고혈압'에 즉효

현대인들은 스트레스에 따른 과식과 폭식 등 음식 섭취의 무절제와 지나친 과음 때문에 고혈압이 생기기도 한다. 또 선천적으로 비위의 기능이 약한 체질 역시 고혈압이 되기 쉽다. 비위 기능의 문제로 가운데서 기의 상승과 하강이 안되면 인위단을 복용한다.

⋮⋮ 약재 및 용량

백출, 백작약, 백복령, 당귀 6g씩 / 시호, 산사, 나복자, 신곡, 석고, 반하 4g씩 / 지실, 대황 2g씩 / 생강 3g / 대추 2g

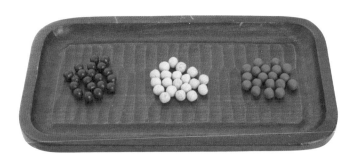

지신단   인위단   천심단

보명단(補命丹) :
원기와 기혈 보강이 필요한 '4형 고혈압'에 효과적

보명단은 노화나 각종 질병으로 인하여 인체의 원기와 기혈을 보강하는 최고의 보약으로 사향, 원녹용, 산수유, 당귀에 몇 가지 약을 추가하여 만든다.

선몽단(仙夢丹) : 양기를 보하고
기혈을 뚫어주어 모든 유형의 고혈압을 개선

선몽단은 인체의 양기를 보하는 최고의 보약으로 인체의 막힌 기혈을 뚫어주어 모든 유형의 고혈압을 개선하는 효과가 있다. 15년 이상 된 장뇌삼을 주재료로 만든다.

그 밖의 환약들

- **육미지황환** : 숙지황 16g / 산약, 산수유 8g씩 / 목단피, 택사, 적복령 6g씩
- **팔미지황환** : 숙지황 16g / 산약, 산수유 8g씩 / 목단피, 택사, 적복령

6g씩 / 육계, 부자 2g씩

● **강압단**: 황정, 하수오, 상기생, 택사 20g씩 / 감국, 산사, 초결명, 단삼, 휘첨 15g씩

위의 환약들은 가정에서 만들 수도 있는데, 재료를 잘 씻어서 말린 뒤에 가루로 만들어서 꿀로 반죽하면 된다. 이 반죽을 지름 7mm의 원 모양으로 빚어 굳힌 뒤에 매일 아침과 저녁 공복에 25알 정도씩 복용하면 혈압을 다스리는 데 큰 도움을 받을 수 있다.

고혈압에 사용하는 한방 생약

강압 작용	황연, 황백, 치자, 계지, 작약, 당귀, 인삼, 황기, 갈근, 생강, 대추, 길경, 신이, 현삼, 결명자, 우황, 빈랑, 홍화, 시호
말초혈관 확장	당귀, 작약, 박하, 석고, 계지, 황기, 오수유, 부자, 갈근
이뇨 작용	목통, 산수유, 지황, 연교, 황기, 복령, 택사, 황금, 대황
진정 작용	시호, 황연, 후박, 목단피, 복령, 인삼, 생강, 반하항
응고 작용	도인, 인삼, 목단피, 행인, 작약, 계지, 대황, 황연, 지실

위의 약제는 자신의 체질이나 증상에 맞게 차로 달여서 물 대신 마시면 좋다. 배합하는 방법은 한의사의 진단이 필요하다.

고혈압의 근본적 치료 2

운기 침법으로
경락의 기 순환을 돕는다

하늘과 땅은 인체와 상호 밀접한 관계를 가지고 있다. 천지의 변화를 살펴보면 하늘에서 해, 달, 별이 뜨고 지는 상하 운동을 반복한다면 땅에서는 양기를 내보내 가지나 줄기를 내거나 꽃을 피우고, 음기를 안으로 갈무리하며 열매를 맺는 내외 운동을 한다. 하늘의 상하 운동을 승강 운동(상하로 오르고 내리는 운동), 땅의 내외 운동을 출입 운동(내외로 나가고 들어가는 운동)이라고 한다.

승강 운동과 출입 운동은 모든 삼라만상에 적용되는 운동이다. 모든 만물의 변화는 상승하면 하강하고, 하강하면 상승하며, 나오면 들어가고, 들어가면 나온다. 삼라만상에는 따뜻한 기운과 차가운 기운, 즉 두 가지의 기운이 존재한다. 따뜻한 기운은 올라가고 차가운 기운은 내려가며, 이 두 기운의 차이에 의해 봄, 여름, 가을, 겨울이라는 사계절이 생긴다. 천지의 승강 및 출입 운동은 구름과 비로 나타난다. 땅의 기운이 상승하여 구름이 되고, 하늘의 기운이 하강하면 비가 되어 끝없이 순환한다.

천지의 가운데서 살아가는 인간 역시 승강 운동과 출입 운동을 하고 있다. 즉 인체의 건강한 순환은 발은 따뜻하고, 머리는 차가운 두한족열(頭寒足熱)이며, 차가운 기운과 따뜻한 기운의 순환이 잘되는 수승화강(水昇火降)이 잘 이루어져야 한다.

그렇기 때문에 인체의 모든 질병은 승강 운동과 출입 운동의 문제에서 생긴다고 말할 수 있다. 인체에 있어서 승강 운동은 '상부에 위치한 장기의 기는 하강하고, 하부에 있는 장기의 기는 상승'하는 것을 의미한다. 즉 인체 복부에 위치한 간신(肝腎)은 상승하고, 흉부에 위치한 심폐(心肺)는 하강한다. 간신(肝腎)은 상승을 주관하고, 심폐(心肺)는 하강을 주관한다. 또한 인체의 출입 운동은 복부의 12모혈(募穴. 복부에 위치하며, 경락의 상태를 잘 반영하는 혈)과 등 부위의 12수혈(俞穴. 등에 위치하며 장기의 상태를 잘 반영하는 혈)이 서로 원활하게 출입하면 된다.

이러한 원리는 고혈압을 비롯한 각종 질병을 치료할 때 운기 승강침법을 비롯해 뜸 요법, 운동요법의 기본 원리가 된다.

운기 승강침법과 운기 상통침법은 자연의 변화와 개인의 특징을 살펴서 자연치유력(면역기능)을 활용하여 원인을 치료하는 침법이다. '운기'는 자연의 변화를 이해한다는 의미이고, 승강침법은 기혈이 오르고 내림을 조절하는 침법이며, 상통침법은 기혈이 들어가고 나감을 조절하는 침법이다. 즉 자연의 변화를 이해하여 인체 기혈의 상태를 정상으로 조절하는 침법이 '운기 침법'인 것이다.

사계절과 하루의 변화는 찬 기운과 따뜻한 기운이 안과 밖, 위와 아래로 오르고 내리면서 싹이 나고, 꽃을 피우고, 열매를 맺고, 뿌리로 저장되는 순환을 한다. 이와 같은 사계절의 변화와 하루의 변화는 태양의 조사 시간과 조사 각도에 의해서 결정된다.

인체도 기혈이 머리에서 발끝까지 오르고 내리고, 피부에서 뼛속까지 기혈이 나오고 들어가는 운동을 하면서 인체를 유지한다. 인체의 음양경, 수족경, 좌우경, 상통경의 4개 경락의 조화와 균형이 인체의 건강을 좌우한다.

인체나 자연이나 오르고 내리는 운동과 나가고 들어오는 운동이 주된 운동이다. 오르고 내리는 운동을 승강 운동, 나가고 들어오는 운동을 출입 운동이라고 한다. 승강침법은 승침과 강침으로, 상통침법도 출침과 입침으로 구분되고 여기에 남녀를 구분해 총 8가지의 침법으로 구분된다. 특히 기의 승강이나 상통에 문제가 있는 환자들에게 경락의 기를 순환시키고 통하게 하는 데 매우 탁월한 효과가 있다.

■ 운기 승강침법 _ 남자

• 승침(왼손 바닥 – 왼발 안쪽)

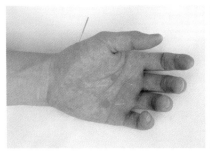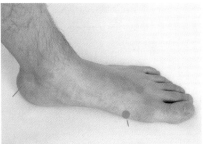

• 강침(왼손 등 – 왼발 바깥쪽)

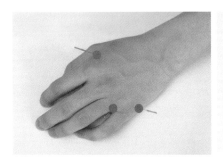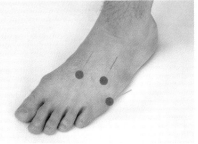

■ 운기 상통침법 _ 남자

• 출침(왼손 바닥 – 오른발 바깥쪽)

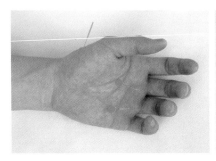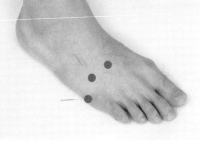

- 입침(왼손 등 – 오른발 안쪽)

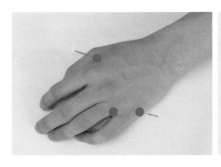 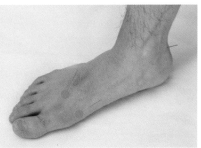

■ 운기 승강침법 _ 여자

- 승침(오른손 바닥 – 오른발 안쪽)

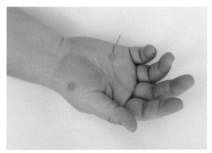 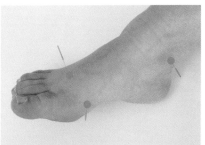

- 강침(오른손 등 – 오른발 바깥쪽)

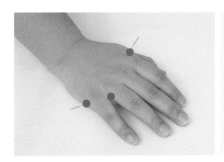 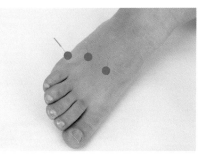

■ 운기 상통침법 _ 여자

• 출침(오른손 바닥 – 왼발 바깥쪽)

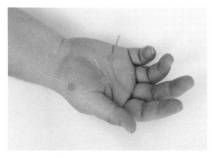 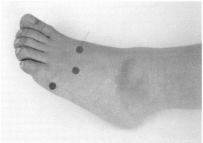

• 입침(오른손 등 – 왼발 안쪽)

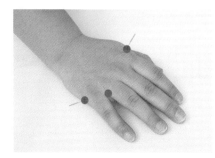 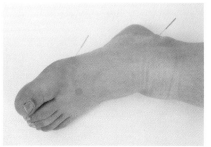

07

고혈압의 근본적 치료 3

체온을 올리면
혈압이 내려간다

체온이 낮거나 몸에 냉기가 돌면 자연치유력이 저하되어 만병의 근원
이 될 수 있다.

체온이 1℃ 내려가면 대사 기능은 12~20%, 면역기능은 20~30% 저
하되며, 효소 활성은 50%나 떨어진다. 대사가 저하되면 체열 생산력이 떨
어져 몸은 점점 차가워진다. 몸이 차가워진다고 바로 생명이 위태로워지
는 것은 아니지만 냉기를 방치하면 몸의 기능이 저하되고 만성적인 증상
을 초래해 심각한 질병에 이를 수 있다. 따라서 그 전에 자신이 저체온이
라는 사실을 인식하고 냉기를 해소하는 생활을 해야 한다.

체온이 낮으면
혈액순환이 나빠진다

체온이 낮으면 냉기로 인해 혈액순환이 원활하지 못하게 된다. 혈액의 온도가 낮으면 점도가 강해져 끈적끈적한 상태가 되고, 온도가 높으면 점도가 높아져 혈액순환이 좋아지기 때문이다. 결국 체온이 떨어지면 혈액의 흐름은 정체된다.

저체온으로 혈류가 정체되면 체내 세포에 산소나 영양소(포도당 아미노산)를 운반할 수 없다. 생체 반응을 유지하기 위한 영양소를 운반하지 않으면 세포의 대사 기능이 저하되고, 면역을 담당하는 백혈구의 활동이 저하되면 면역력이 떨어져 몸을 방어할 수 없다. 적혈구는 산소와 영양소를 몸속 세포로 운반하지 못하고, 혈소판을 운반하지 못하면 손상된 혈관에 노폐물이 쌓여 혈관이 좁아지고 혈액의 흐름이 나빠지는 악순환에 빠진다. 혈류가 정체되면 혈장이 열을 운반할 수 없고, 따뜻한 혈액이 흐르지 않으면 혈관은 더욱 수축하고 혈액의 흐름역시 악화되어 체내 온도는 점차 내려간다.

저체온은 혈액순환의 저하를 만들고, 혈액순환의 저하는 저체온을 더욱 악화시키는 악순환이 계속되는 것이다.

생활습관이
체온을 결정한다

체온을 결정하는 것은 자율신경계의 중추인 뇌의 시상하부다. 항온동물은 외부 온도와 관계 없이 일정한 체온을 유지함으로써 정상적인 대사활동을 할 수 있는데, 그 활동은 자율신경계가 작동해야만 유지된다.

체온은 동물에 따라 차이가 난다. 새와 같이 날아다니는 동물은 체온이 높고, 돌고래처럼 물에 사는 동물은 체온이 낮다. 하늘을 나는 조류는 중력을 거슬러 자신의 몸을 끌어올려야 하기 때문에 엄청난 에너지를 필요로 한다. 반면에 물에 사는 동물은 물의 부력을 이용해 체중을 지탱할 수 있기 때문에 요구되는 에너지가 상대적으로 적다. 또 같은 동물이라도 각기 생활습관에 따라 체온이 변한다. 활발하게 활동하는 사람은 체온이 높고, 유유자적하며 사는 사람은 체온이 낮다. 즉 체온은 사람의 생활습관을 반영한다고 할 수 있다.

배가 따뜻해야
면역력이 좋아진다

인체에서 체온 유지에 가장 신경 써야 하는 부위는 배다. 배가 따뜻해야 면역력이 좋아진다.

배 안에는 체열의 약 20%를 생산하는 간과, 체열의 약 7%를 생산하는 신장, 그 외에 대장·소장·방광 등 여러 장기가 있다. 또한 복직근, 복횡근, 복사근으로 구성된 복근이 있다. 배가 따뜻하면 체열이 올라가면서 배 안의 장기와 근육의 혈행이 좋아지고 대사가 촉진되면서 체중도 감소한다. 체온이 상승하면 장의 면역세포 활동이 활발해지고 점점 면역력이 좋아져 모든 질병을 예방하거나 개선할 수 있게 된다.

배를 따뜻하게 하는 가장 간편한 방법은 배를 노출시키지 않고, 찬 음

사람보다 체온이 낮은 동물의 지방이 우리 몸에 좋다

체온이 높은 동물의 지방은 인체에 나쁘고 체온이 낮은 동물의 지방은 인체에 좋다는 결과가 나왔다. 즉 육류에 들어 있는 포화지방산은 우리 몸에 나쁘고, 어류에 들어 있는 불포화지방산은 우리 몸에 좋다는 의미다. 이는 사람보다 체온이 높은 동물의 지방은 나쁘고, 사람보다 체온이 낮은 동물의 지방은 좋다고 생각하면 된다.

소, 돼지, 새의 체온은 38.5~40℃이고 닭의 체온은 41.5℃로 사람보다 높다. 사람보다 체온이 높은 동물의 지방은 40℃ 전후의 온도에서 가장 안정된 상태를 유지하기 때문에 체온이 낮은 사람의 몸속에 들어가면 끈적끈적해진다. 이러한 지방이 혈액의 점성을 높이고, 끈적끈적해진 혈액은 흐름이 나빠져 혈관 속에서 정체되거나 혈관이 막혀버린다. 이것을 한의학에서는 '어혈'이라고 한다.

생선에 열을 가하면 지방이 녹아서 졸졸 흐르는 액체 상태가 된다. 생선의 지방이 몸속에 들어왔을 때 혈액의 점성이 낮아져 나쁜 콜레스테롤 수치를 낮춘다고 하는 것이 이 때문이다. 그러므로 같은 동물성 단백질이라도 육류보다 생선류의 단백질을 섭취하는 편이 우리 몸에는 좋다.

식을 피하고, 평소에 복부에 간접뜸을 하는 것이다. 손과 발을 따뜻하게 하는 것도 도움이 된다. 특히 배는 발과 관련이 있으므로 발을 따뜻하게 관리해야 한다.

손발이 차면
혈액순환과 경락의 흐름이 나빠진다

손발은 인체에서 중요한 기관이다. 손발이 차다는 것은 인체의 혈액순환과 경락의 흐름에 문제가 있다는 것이다.

손은 주로 심장과 관련이 있으며, 정신적 스트레스로 인해 차가워지는 경우가 많다. 그러므로 손을 따뜻하게 하려면 스트레스 관리는 물론 감정을 잘 다스리고 잠을 충분히 잘 자야 한다.

발은 신장과 관련이 있으며, 육체적 과로로 인해 허리나 다리에 통증이 생기거나 냉해질 수 있다. 발이 차거나 통증이 있다면 휴식과 규칙적인 운동을 습관화하는 것이 중요하다.

■ 손을 따뜻하게 하는 방법, 수욕

● 수(手)욕을 하면 주로 팔꿈치나 어깨에 뭉친 혈이나 기의 흐름이 좋아지고 어깨결림과 팔꿈치 통증이 개선된다.

● **방법** : 세면기에 43℃ 정도의 따뜻한 물을 부어 손목에서 손끝까지 15~30분 정도 담근다. 물이 식었다 싶으면 뜨거운 물을 더 부어 온도를 맞춘다. 통증이 있으면 천일염 한 움큼, 냉증이 심하면 생강 1개 정도 갈아서 물에 넣고 하면 효과가 더 좋다. 수욕을 2~3회 반복하거나, 수욕을 하고 나서 찬물에 손을 1~2분 담그면 몸 전체가 따뜻해지면서 몸과 마음이 모두 상쾌해진다.

■ 발을 따뜻하게 하는 방법, 족욕

● 족(足)욕을 하면 제2의 심장인 발바닥이 따뜻해지니 하반신의 혈류가 좋아지고 몸이 덥혀지면서 땀이 난다. 족욕은 요통이나 무릎 통증에 특효가 있을 뿐만 아니라 신장의 혈류가 좋아지고 배뇨가 촉진되어 붓기나 물살을 없애는 데도 효과적이다.

발바닥에는 강압점·실면점 외에 각종 장기의 반응점이 있으므로 발을 따뜻하게 하는 것은 아주 중요하다. 발이 따뜻하면 하반신으로 혈액을 되돌려주니 머리는 차고 발은 따뜻한 상태가 된다. 그래서 머리는 뜨겁고 발이 차가워 생기는 고혈압, 초조, 불안, 불면, 어깨결림, 뇌졸중, 심근경색을 예방하거나 개선하는 데 도움이 된다.

● **방법** : 수욕과 마찬가지로 43℃ 정도의 물을 세면기나 양동이에 부어 15~30분간 양발을 발목까지 담근다. 물이 식었다 싶으면 뜨거운 물을 더 부어 온도를 맞춘다. 통증이 있으면 천일염 한 움큼, 발이 냉하면 생강을 1개

정도 갈아서 넣는다. 독소 배출의 효과를 높이려면 흑설탕을 넣는다.

열을 내면 좋은
체질과 질병

　사람들은 체질에 관심이 많은 것 같다. 체질을 관찰하면 몸속 장기의 상태나 기혈을 추측할 수 있기 때문인 것 같다. 체질은 크게 양인(陽人)과 음인(陰人)으로 나뉘는데, 이 중에서 몸에 열을 낼 필요가 있는 체질은 음인이다. 음인은 체형이 비교적 뚱뚱하고, 얼굴색이 지나치게 희다. 평소 찬 것을 싫어하고, 따뜻한 것을 좋아한다. 성격이 내성적이고, 쉽게 흥분하지 않고, 화를 잘 참는다. 혀의 빛깔이 옅고, 맥이 약하며, 대변이 묽은 편이다. 음이 많으므로 춥고 습한 환경에서 문제가 생길 확률이 높으니 이런 체질들은 평소 몸을 따뜻하게 하고 열을 내서 땀을 배출하는 것이 좋다.

　암환자나 냉증이 심한 사람, 고혈압·당뇨병·고지혈증 등으로 말초혈관의 순환장애가 있는 사람, 저체온증이 있는 사람도 평소에 열을 내고 땀을 배출하는 습관을 들여야 한다.

　치료 방법으로는 족욕, 반신욕, 대나무 밟기, 규칙적인 운동, 따뜻한 음식과 차 섭취 등이 있다. 한의학 치료법 중 뜸도 효과적인데, 온열요법으로서 증상과 질병과 체질에 맞게 활용하면 질병을 치료하고 예방하는 데 만족할 만한 결과를 얻을 수 있다.

08

고혈압의 근본적 치료 4

뜸으로 냉기를 제거해
기혈의 흐름을 원활히 한다

예전에 비해 평균수명은 늘어났으나 질병은 더욱 증가해 많은 문제를
야기하고 있다.

질병이 늘어나는 가장 주된 이유는 예전에 비해 우리 몸의 체온이
낮아지고 있기 때문이다. 고혈압을 비롯한 암·당뇨병 같은 질병도 체
온의 저하와 관련이 크다. 체온이 상승하면 어떤 질병도 이겨내고, 건
강한 체질로 되니 체온은 인체 건강의 핵심인 것이다.

체온은 체내 독소 배출과도 관련이 있다. 냉기가 있으면 몸속에 쌓인
독소를 배출하는 힘이 약해진다. 또한 몸에 냉기가 있으면 혈관이 수축되
어 혈액순환이 나빠지면서 장기나 조직의 기능이 떨어진다. 그 영향으로
노폐물이나 독소가 배출되지 않으면서 통증이 생기고 조직이 굳어지면서

노화현상이 빠르게 진행된다.

저체온증과 냉기를 없애는 데 가장 좋은 요법이 뜸 요법이다. 뜸은 경혈 부위에 열을 가함으로써 장기의 냉기를 제거하고, 체온을 상승시켜 면역기능을 향상시키고, 기혈의 흐름을 원활하게 하여 통증을 해소하고, 체내의 자연치유력을 극대화시켜 질병을 예방하고 치료하는 데 좋은 역할을 한다.

뜸을 뜨는 방법은 '직접 뜸'과 '간접 뜸'이 있다. 직접 뜸은 응급한 질병이나 시간을 다투는 급성질환의 치료에 좋으며, 간접 뜸은 만성질환의 치료는 물론 질병 예방과 양생의 목적에도 유용하다. 특히 간접 뜸은 현대인들의 건강에서 가장 문제가 되고 있는 저체온증이나 냉기를 제거하는 최고의 방법이라 할 수 있다. 고혈압에는 간접 뜸이 좋다.

본래 뜸은 '뜸들이다'에서 유래된 말로 '적당한 온도에서 긴 시간 정성을 들인다'는 의미이며, 한자는 '오랫동안 불을 지피다'는 의미의 '구(灸)'를 쓴다. 뜸의 근본 목적은 적당한 열기로 뜸들이듯 오랜 시간 정성을 다해 치료하는 것이라고 정의할 수 있다.

그런데 뜸은 시술 도중에 냄새와 연기가 발생하는 불편함 때문에 쉽게 사용할 수 없는 단점이 있다. 또 가정에서 잘못 사용하면 화상을 입을 수도 있다. 이러한 단점을 보완하고 뜸의 효과를 극대화해 누구나 편리하게 사용할 수 있는 뜸을 개발할 필요가 있었다.

내가 운영하는 별뜸연구소와 대한한의사 경락진단학회(정학회)는 연구를 거듭했고, 그 결과 인체 부위별로 편리하고 안전하게 누구나 뜸을 뜰 수 있는 '별뜸'을 만들게 되었다. 별뜸은 기존 뜸의 단점인 연기를 없애고 오랜 시간에 걸쳐 열기를 체내로 깊숙이 전달하는 장점이 있다.

고혈압의 뜸 치료는 하복부·등의 상중하를 기본으로 하면서 스트레스로 생긴 '1형 고혈압'은 머리·회음·백회를, 육체적 과로로 생긴 '2형 고혈압'은 발바닥의 용천을, 식생활로 인한 '3형 고혈압'은 등 중앙을, 노화로 인한 '4형 고혈압'은 회음 부위를 뜸으로 치료하면 좋은 결과가 나타난다.

고혈압 유형별 뜸 치료법과 고혈압 치료에 도움이 되는 경혈 부위에 대해 하나씩 알아보자.

고혈압 유형별
뜸 치료법

1형 고혈압
: 배 상부·하부, 등 상부, 대추혈, 전중혈과 거궐혈, 노궁혈

정신적인 스트레스로 인하여 상부에 생체 에너지가 하강이 안 되는 경우에 대추혈, 전중혈과 거궐혈, 노궁혈에 뜸을 놓으면 기를 하강시켜 매우 효과가 좋다. 심장과 심혈관의 순환을 활성화하고 심장의 열을 떨어뜨려 숙면, 마음 안정, 정서불안 해소에도 효과가 좋다.

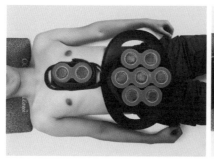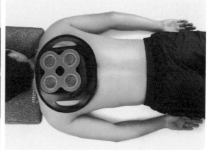

2형 고혈압

: 배 하부, 등 하부, 명문혈, 관원혈, 용천혈

육체적인 과로와 수면 부족으로 하부의 생체 에너지가 상승이 잘 안되는 경우 허리 부근의 명문혈, 아랫배의 관원혈, 용천혈에 뜸을 놓으면 인체의 생체 에너지 순환이 원활해져 매우 효과가 좋다.

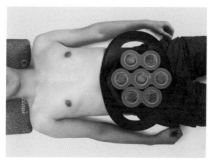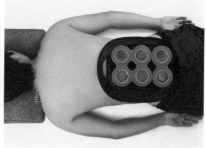

3형 고혈압

: 배 하부·중부, 등 중부, 족삼리혈, 중완혈

　무절제한 음식 섭취로 고혈압이 된 사람들은 생체 에너지가 복부에서 막혀서 상승과 하강이 동시에 잘 안 되는데, 족삼리혈과 중완혈에 뜸을 놓으면 생체 에너지를 상승시키고 하강시키므로 매우 효과가 좋다.

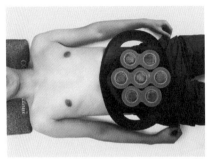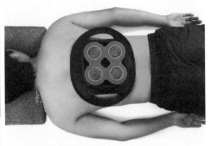

4형 고혈압

: 배 하부, 등 중부·하부, 명문혈

　노화로 인한 기혈 약화에 따른 순환장애로 고혈압이 된 사람들은 기혈 순환의 장애로 인하여 하부에서 생체 에너지가 상승되지 못한다. 명문혈에 뜸을 놓으면 생체 에너지를 상승시키고 면역기능이 보강되어 효과가 좋다.

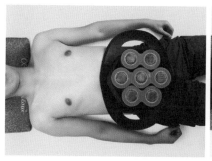
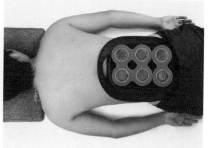

고혈압 치료에 도움이 되는
경혈점들

뜸은 머리의 백회, 다리의 용천, 배의 12모혈, 등의 12수혈 등 총 26혈을 주로 활용한다. 침은 손발 12경맥의 오수혈인 60개의 혈을 주로 사용한다. 인체가 건강하려면 머리에서 발까지, 복부와 등의 경혈이 잘 소통되고, 장기와 경락이 서로 잘 통해야 한다. 즉 상하전후로 장기와 경락이 잘 통해야 질병이 치료되고 질병이 예방된다.

그러기 위해서는 경혈점을 자주 자극해야 한다. 전문의로부터 뜸이나 침 치료를 받는 것이 가장 좋지만, 가정에서 간단히 손으로 꾹 누르거나 앞이 부드러운 볼펜이나 작은 봉으로 자극하는 것으로도 큰 효과를 얻을 수 있다. 마사지를 할 때는 가볍게 혈을 30초가량 부드럽게 문지른다.

고혈압을 완화하는 경혈점들을 하나하나 소개한다. 어떤 유형의 고혈압에 좋은지, 어떤 증상에 효과적인지를 자세히 써두었으니 자신에게 도움이 되도록 충분히 활용하길 바란다.

백회혈 : 뇌를 깨어나게 하고 온몸을 활성화한다

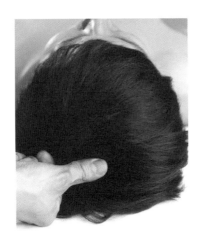

정수리 부위에 있는 백회(百會)는 '모든 경락이 모이는 곳'이라는 뜻으로 인체 전체를 조율한다. 백회의 정확한 위치는 인체의 정중선과 두 귀를 연결하는 선이 교차하는 곳이다.

백회혈을 자극하면 머리가 맑아지고, 정신이 안정되며, 온몸의 혈액순환을 촉진해 인체 전체가 활성화된다. 또한 과중한 스트레스로 인한 각종 두통이 사라질 뿐만 아니라 뇌를 깨어나게 하고 탈모를 예방하고 양기를 끌어올리는 효과가 있다. 더불어 손상된 머릿결도 윤기 나는 모발로 재생하는 효과도 있다.

고혈압, 현기증, 코막힘, 중풍, 이명, 실어증(말을 못함), 탈항(脫肛), 자궁탈수, 쇼크, 발작성 정신 이상이나 설사, 오랫동안 낫지 않는 이질, 불면증, 꿈을 많이 꾸는 증상에도 효과가 좋다.

모든 유형의 고혈압에 효과가 있다.

노궁혈 : 정신적인 스트레스를 풀어준다

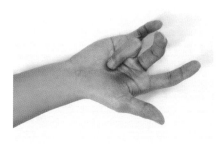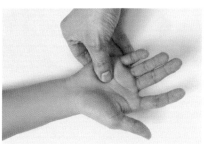

손바닥 부위의 노궁(勞宮)은 가볍게 주먹을 쥐었을 때 약지 끝이 닿는 곳에 있다. 노궁혈을 자극하면 심열(心熱)을 내려 정신을 맑게 하고 심통(心痛), 협심증, 아장풍(鵝掌風, 손바닥에 생기는 피부병의 하나), 소아경풍(小兒驚風, 어린아이가 풍으로 인해 갑자기 의식을 잃고 경련하는 병증), 히스테리, 발작성 정신이상, 중풍으로 인한 정신 혼미에 효과가 좋다. 더불어 지나친 긴장으로 혈압이 올라갔을 때 효과가 있다.

정신적인 스트레스나 흥분을 억제하는 경혈이므로 노궁을 자극하면 1

형 고혈압에 효과가 있다. 가능하면 양쪽 손을 다 자극하는 것이 좋지만 여자는 오른쪽, 남자는 왼쪽을 자극해도 된다. 하루에 매일 3회 정도 한 번에 5~10분 정도 자극하면 좋다.

곡지혈 : 노화에 따른 증상들을 완화한다

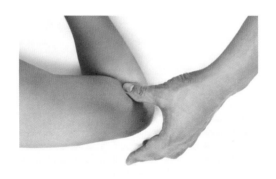

곡지(曲池)는 손바닥을 자신의 가슴에 대고 팔목을 구부렸을 때 팔꿈치 가로무늬 바깥쪽 끝에 있다. 곡지를 자극하면 풍열이 없어지고 복통, 구토, 설사, 고열, 빈혈, 고혈압, 탈모증, 반신불수, 정신착란, 알레르기질환, 구안와사, 상지관절통(上肢關節痛), 얼굴 버짐, 여드름, 피부병, 두드러기, 인후통에 효과가 있다. 팔꿈치와 팔이 아플 때도 이곳을 자극하면 통증이 완화된다.

또 곡지혈을 자극하면 모든 노인병에 좋다. 45세 이후에는 노화현상이 오는데 곡지혈을 자극하면 노안에 효과가 있어 눈이 밝아진다.

4형 고혈압에 효과가 있다.

용천혈 : 육체 피로를 풀어주고 원기 회복을 돕는다

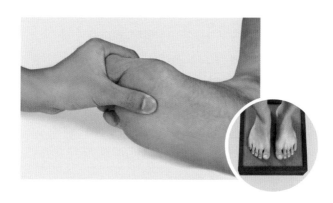

용천(湧泉)은 발바닥 중심선 앞에서 3분의 1 부위, 제2·3중족골 사이에 있다. 대체로 노화는 발부터 시작된다. 용천혈을 자극하면 정신이 맑아지고 열사가 제거되며 치솟은 생체 에너지가 내리고, 원기를 북돋워 마음이 편안해진다. 불면증, 초조, 불안에도 효과가 있다. 육체적인 과로에 따른 고혈압에는 용천혈을 자극하는 것만으로도 효과가 좋다.

또한 용천혈을 자극하면 현기증, 중풍, 고혈압, 원기 부족에도 좋다. 갑자기 현기증이 나면서 쓰러지거나 정신이 혼미하면서 팔다리가 차가워지는 훈궐(暈厥), 항통(項痛), 인후통, 소아경풍, 하지마비, 쇼크, 히스테리, 발작성 정신 이상 및 정수리가 아프거나 발바닥 가운데에 열이 나면서 아프거나 목이 잠길 때도 효과가 좋다.

발은 심장에서 가장 멀리 있고 냉하기 쉬운 곳이라 냉증으로 인한 순환장애가 발생하기 쉬운데, 용천혈을 자극하면 피로 해소나 냉증 제거, 신장 기능 활성화에 도움이 된다. 되도록 양쪽 발을 자극하는 것이 좋지만 여자는 오른쪽, 남자는 왼쪽을 자극해도 된다. 하루에 매일 5회 정도, 한 번에 5~10분 정도가 좋다.

과로나 노화에 따른 2형과 4형 고혈압에 효과가 있다.

족삼리혈 : 경락을 소통하고 혈압을 내린다

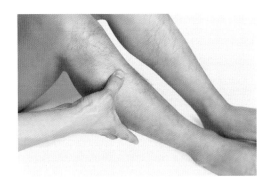

족삼리(足三里)는 경골(脛骨) 외측에서 엄지손가락 가로 폭만큼의 거리에 있다. 족삼리를 자극하면 비위가 튼튼해지고 신기(腎氣)가 북돋우며 경락이 소통하고 군살이 빠진다. 헛배 부름 또는 몸이 야위거나 다리가 아픈 증상에도 좋다. 황달, 부종, 구토, 설사, 변비, 빈혈, 이질, 천식, 급성장염, 만성장염, 급성췌장염, 궤양성 질환, 소화기계 질환, 생식계통 질환, 알레르기성 질환, 탈모, 쇼크, 허약 체질, 신경쇠약, 비만, 안면부종, 안면근육 경련, 여드름에 효과가 좋다.

또한 위의 기능을 활발하게 하고 심장이나 머리로 열이 올라가는 것을 방지하고, 정신과 신경을 안정시켜 혈압을 낮추므로 고혈압과 중풍을 예방, 치료하는 데 효과적이다. 여자는 오른쪽, 남자는 왼쪽을 자극해도 된다. 하루에 매일 5회 정도 한 번에 5~10분 정도 자극하면 좋다.

족삼리는 하체의 건실함과 깊은 관련이 있다. 45세 이상의 성인은 족삼리와 곡지를 자극하면 눈이 밝아지고, 혈압이 내려가 중풍을 예방한다. 무절제한 음식 섭취로 인한 3형과 4형 고혈압에 효과가 좋다.

대추혈 : 열로 인한 증상을 가라앉힌다

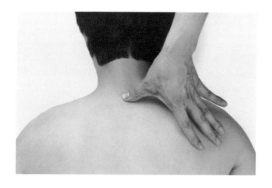

대추(大椎)혈은 제7경추극돌기 아래에 있다. 손을 등 부위의 경추 아래쪽으로 쓰다듬어 내려갈 때 가장 높이 솟은 척추가 바로 대추혈이다. 대추혈에 노폐물이 쌓이면 머리와 팔, 몸의 아래쪽으로 내려가는 기혈의 순환이 막혀 머리가 아프거나 팔이 저리거나 어깨가 아프기도 하다. 심하면 중풍이 올 수도 있다.

대추혈을 자극하면 발열, 감기, 기침, 호흡곤란, 기관지염, 천식, 폐결핵, 폐기종, 발작성 정신이상, 견배통(肩背痛), 열병, 혈액질환 및 두통으로 목이 뻣뻣해지거나 뼈마디가 후끈거리면서 열이 나는 증상에 효과가 좋다. 또 수승화강(水升火降, 찬 기가 위로 오르고 열기가 내려가는 것)이 잘 이루어져 호흡기나 폐질환에 효능이 있다. 척추에 무리가 갔거나 몸이 굽혀지지 않는 증상에도 효과가 뛰어나다.

1형 고혈압에 효과가 있다.

견정혈 : 담과 울혈, 오십견을 풀어준다

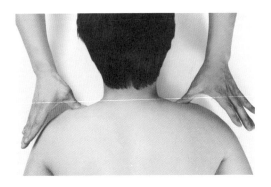

견정(肩井)은 어깨 한가운데에 있는 혈로, 움푹 파인 우물과 같다는 뜻

에서 붙여진 이름이다. 어깨 윗부분의 대추혈과 견봉(肩峰)을 이은 선의 가운데에 있다. 견정혈을 자극하면 경락이 소통되고 기를 다스려 담을 없애고 뭉친 것을 풀어준다.

중풍, 기능성 자궁출혈, 견관절 주위염, 경부 임파선 결핵 및 뇌졸중으로 인한 반신불수에 효과가 있다. 목과 뒷머리가 뻣뻣하면서 아프거나 어깨와 등이 아플 때, 팔을 들어 올리지 못할 때도 효과가 좋다.

특히 어깨 관련 질병에 탁월한 효과가 있다. 고질병인 오십견에도 효과가 있고 수험생과 과도한 컴퓨터 사용으로 늘 어깨가 피로한 현대인에게 꼭 필요한 치료법이다.

1형과 4형 고혈압에 효과가 있다.

풍문혈 : 두드러기를 없애고, 감기를 예방한다

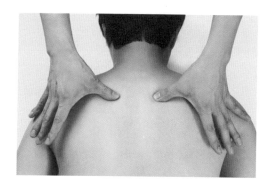

풍문(風門)은 바람이 몸 안으로 들어오는 문이라는 뜻이다. 제2흉추극

돌기 아래에서 양쪽으로 1.5촌(약 4.5cm) 부위에 있다. 풍문혈을 자극하면 풍열(風熱)이 없어져 통증이 멎고, 기침, 오한, 발열, 두통, 감기, 천식, 폐렴, 기관지염, 흉막염, 두드러기, 가슴과 등이 아프거나 목이 뻣뻣하거나 가슴속이 뜨거운 증상에 효과가 좋다. 특히 감기 및 폐병을 예방하고 치료하는 데 효과가 있다.

　　1형 고혈압에 효과가 있다.

명문혈 : 생리통, 피부발진을 가라앉힌다

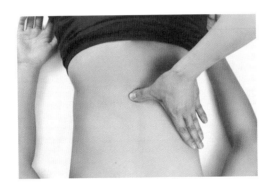

　　명문(命門)은 목숨의 문이라는 뜻으로 배꼽의 정반대편에 있다. 명문혈을 자극하면 원기를 북돋워 허리와 무릎을 튼튼하게 한다.

　　설사, 이질, 야뇨증, 신경쇠약, 소아마비 후유증, 요통, 신염, 척추염, 좌골신경통, 발기불능, 대하, 생리통, 자궁내막염, 여성 생식기의 피부 가려움증이나 피부 발진이 생기는 음부 습진, 등이 뻣뻣하거나 팔다리가 차거나 모발이 건조한 경우에 효과가 좋다.

2형과 4형 고혈압에 효과가 있다.

전중혈 : 가슴의 답답함을 완화한다

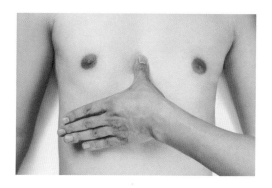

전중(膻中)은 좌우 유두를 연결한 선의 한가운데 부분에 있다. 이 혈을 자극하면 호흡계와 순환계의 기능을 조절하고 가슴의 답답함을 완화한다. 전중혈에 뜸을 뜨면 우울증이나 스트레스로 답답하게 맺힌 가슴의 울증과 스트레스를 말끔하게 날릴 수 있다.

1형 고혈압에 효과가 있다.

관원혈 : 가슴의 답답함을 풀어준다

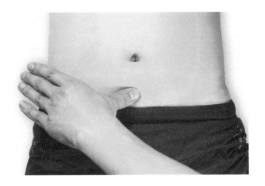

관원(關元)은 배꼽 아래로 3촌(약 9cm 거리) 정도 떨어진 곳에 있다. 관원혈을 자극하면 소장에 문제가 있어 생기는 변비, 설사 등의 증상을 없애고 생식 및 비뇨기 계통의 질환을 치료하는 데 효과가 있다. 여드름, 두드러기 등과 같은 피부질환에도 효과가 있다.

2형과 4형 고혈압에 효과가 있다.

거궐혈 : 심장의 열을 떨어뜨린다

거궐(巨闕)은 배의 가운데 선에서 배꼽 위로 6촌(약 18cm 거리)인 곳에 자리하는 임맥(任脈)에 속하는 혈이다. 거궐혈을 자극하면 심장과 심혈관 순환을 활성화하고, 심장의 열을 떨어뜨린다.

1형 고혈압에 효과가 있다.

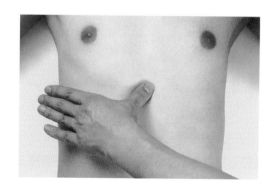

중완혈 : 위장이 좋아진다

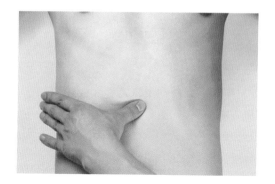

위장의 중앙이 되는 지점을 중완(中脘)이라고 한다. 복부 한가운데 선에 있는데 배꼽 위 4촌(약 12cm 거리) 되는 지점이다. 즉 중완은 위장의 텅 빈 부분의 한가운데 있는 경혈로, 해부학적으로는 위 유문부에 해당한다.

중완혈을 자극하면 위장을 조리하고 기(氣)를 다스리며 습(濕)을 해소하면서 치밀어 오른 것을 내린다. 위염, 위궤양, 위하수증, 급성장경색, 위통, 구토, 헛배 부름과 설사, 변비, 소화불량에 효과가 있다.

3형 고혈압에 효과가 있다.

불편함은 제로(0), 효과는 200% 높인 별뜸 뜨기

별뜸은 대한한의사 경락진단학회(정학회)와 별뜸연구소가 공동으로 약 10년에 걸쳐서 연구, 개발한 제품이다. 배 부위의 12개 혈(복모혈)과 등 부위의 12개 혈(배수혈)이 주요 치료 혈이다. 배와 등의 경혈을 별뜸으로 따뜻하게 하면 냉기가 제거되고 체온이 상승하며 기혈의 흐름이 활성화되고 면역기능이 좋아져 고혈압 치료에 도움이 된다.

별뜸의 가장 큰 장점은 기존 뜸보다 오랜 시간 열기를 체내 깊숙이 전달하는 것이다. 현재 뜸의자(회음뜸)·뜸침대·족욕기(발뜸)·복부뜸·허리뜸·머리뜸(백회뜸)·가슴뜸·어깨뜸·무릎뜸 등 인체 부위별로 쉽고 편리하게 뜸을 뜰 수 있는 별뜸 기구가 있으며, 인체에 무해하고 연기와 냄새가 없으면서도 시간은 오래 가는 쑥뜸도 개발되었다. 이들 별뜸 제품은 8종류 총 15가지로, 전 제품이 특허 등록되어 있다. 이 별뜸 기구들을 활용하면 등과 복부를 동시에 별뜸 시술할 수 있고, 머리에서 발끝까지도 뜸 시술이 가능하다.

09 **고혈압의 근본적 치료 5**

사혈요법으로 어혈을 제거,
기혈의 흐름을 뚫어준다

사혈요법은 역사가 가장 오랜 의료 행위로 기록의 양이나 우수성이 탁월하다. 3,000년 전 이집트 문헌에서도 그 기록을 찾을 수 있고, 사혈법과 적정 사혈량을 전문적으로 다룬 의료 교과서는 그 분량이 실로 방대하다. 1506년에 출간된 한 의학책 삽화에는 사혈에 이용될 수 있는 인체 부위가 자그마치 43군데나 표시돼 있는데, 머리 부위의 사혈점만 14군데나 된다. 사혈은 18~19세기에 전성기를 누렸다. 당시 의학 교과서에 따르면 열병이나 고혈압, 수종 염증이나 졸중, 신경성 장애, 기침, 어지럼증, 두통, 중풍, 류머티즘, 호흡곤란 등의 증상도 사혈요법으로 치료하였다.

이처럼 1000년 넘게 시행돼오던 사혈은 20세기 초반에 들어서면서 극심한 냉대를 받았다. 서양의학계가 사혈을 야만적 의료 행위의 상징으로 몰아갔기 때문이다. 하지만 사혈요법이 임상적으로 매우 우수하다는 새로운 연구 결과들을 보면 서양의학의 판단은 너무 성급했다는 생각이 든다.

완전히 무시당했던 사혈요법이 최근 들어 새로이 조명되고 있으며, 사혈이 많은 질병에 좋은 효과가 있다는 사실이 드러나고 있다. 한 연구에서는 사혈요법이 혈색증 환자를 치료하는 최고의 방법이라는 사실이 밝혀졌다. 혈색증 환자가 정기적으로 사혈하면 체내 철분이 정상 수준으로 줄어들기 때문이다. 노먼 카스팅이라는 캐나다 생리학자는 동물에게 사혈을 하면 바소프레신 호르몬이 분비되어 열이 내리고 면역계가 활발해진다는 것을 발견했다. 사혈요법이 인체의 심장병, 고혈압, 폐수종 등의 치료에 도움이 되는지는 현재 연구 중이다.

사혈은 침입자에게 공급되는 철분의 양을 줄여 감염을 막고, 감염이 탐지되면 철분을 숨겨 인체의 자연치유력을 돕고 있다. 한 가지 확실한 점은, 수천 명의 목숨을 앗아갔을 질병이 서양의학이 무시한 고대 의료행위로 효과적으로 치료되기도 한다는 점이다. 서양의학이 배워야 할 교훈은 간단하다. 생명과 인체의 질병에 대해 서양의학이 지식적으로 이해한 것은 극히 일부분에 불과하며 아직 이해하지 못한 부분이 훨씬 많다는 점이다.

기혈의 흐름이 막히면 그 부위에 통증이 생기거나 관련이 있는 경락이나 장기에 이상이 생긴다. 이상 부위에 사혈요법으로 기혈의 흐름을 해소해주면 막힌 곳이 뚫리면서 기혈의 흐름이 왕성해져서 독소가 제거되고 자연치유력이 증진되어 질병의 치료에 도움이 된다.

사혈요법을 시술할 때 자주 사용되는 부항은 도자기나 유리로 만든 작
은 단지로, 피부에 압력을 가함으로써 체내에 쌓인 독소나 어혈을 제거하
고 기혈의 흐름을 원활하게 한다. 사혈하지 않고 하는 부항을 건부항이라
고 하고, 사혈하는 부항을 습부항이라고 한다. 증상이 심하면 습부항을

■ **건부항의 예**

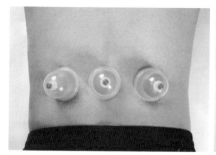
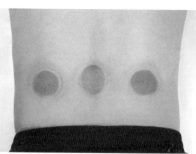

시술 중   시술 후

■ **습부항(사혈요법)의 예**

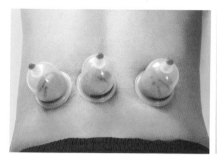
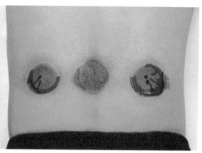

시술 중   시술 후

하는데, 피부에 사혈하고(피를 빼고) 부항을 하니 체내의 어혈과 독소가 훨씬 더 강력하게 해소된다.

고혈압 유형별 사혈 부위

- **1형 고혈압** : 등의 상부
- **2형 고혈압** : 등의 하부인 허리 부위
- **3형 고혈압** : 등의 가운데
- **4형 고혈압** : 등의 하부인 허리 부위

고혈압의 근본적 치료 6

괄사로
막힌 경락을 풀어준다

인체에 쌓인 노폐물, 즉 독소가 고혈압을 일으킬 확률은 아주 높다. 해독이 되어야 피가 깨끗해지고 장기와 경락의 흐름이 활성화된다.

독소 배출 요법인 괄사요법을 전신에 시술하면 고혈압의 치료와 예방에 효과가 좋다. 괄사란 물소 뿔로 만든 괄사판으로 피부에 적당한 자극을 줌으로써 독소 배출과 활혈 기능을 높이고 경락의 소통을 원활하게 하는 수기요법을 말한다.

물소 뿔로 만든 9×6cm의 괄사판으로 피부를 경락의 흐름에 맞추어 환자가 통증을 느끼지 않을 만큼의 압력으로 긁듯이 문지르는 것이 요령이다. 괄사를 할 때는 반드시

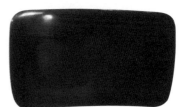

괄사판

물소 뿔로 된 괄사판을 사용해야 하고, 플라스틱은 쓰지 않는 것이 좋다.

기혈의 흐름이 원활하지 못해 고혈압이 생기게 되면 체내 경락의 흐름을 따라 독소가 쌓이게 된다. 이때 해당 경락이나 경혈에 괄사판으로 적절한 자극을 주어 막힌 경락과 경혈을 풀어주면 자율신경계가 안정돼 치료에 도움을 준다. 그 외 괄사의 효능으로는 통증을 진정시키는 진정 작용과 신경 안정, 세포의 산소 활성화 등이다.

괄사판으로 해당 경혈이나 경락의 방향대로 긁듯이 문지르게 되면 어혈이 뭉치고 독소가 쌓인 곳은 피부가 멍든 것처럼 반점이 올라오는데 이는 피부 속 경혈이나 경락에 쌓여 있던 독소가 올라오기 때문이다. 1~2일 정도면 자연스레 없어지므로 염려하지 않아도 된다.

고혈압 유형에 따른 괄사 부위는 다음과 같다.

1형 고혈압

: 폐, 심포, 심장 부위인 등의 상부 및 가슴 부위

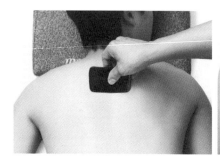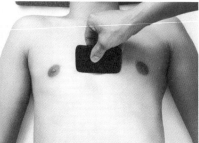

2형 고혈압

: 비장, 간, 신장 부위인 등의 하부 및 배의 하부

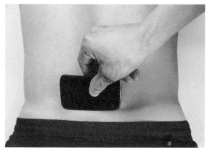 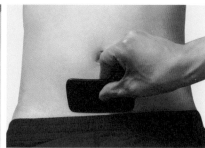

3형 고혈압

: 방광, 담, 위장 부위인 등의 중간 및 배의 상부

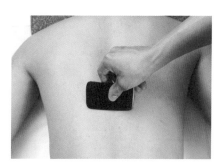 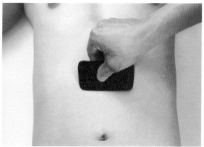

4형 고혈압

: 소장, 삼초, 대장 부위인 등의 하부 및 배의 하부

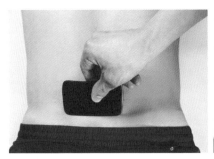 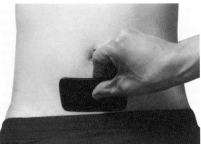

이 외에도 각 경락상의 중요 혈에 병행할 수 있다.

고혈압 붙임이로
체내 독소를 제거한다

    고혈압인 사람들은 특정 경락이나 경혈에 이상이 생기면 독소를 걸러내지 못해서 그 부분이 냉해지거나 굳어진다. 그러한 부위에 고혈압 붙임이를 붙이면 생체 에너지가 활성화되어 온열 효과로 냉기를 없애면서 독소를 제거할 수 있다. 뿐만 아니라 부교감신경을 자극해 혈액순환을 원활히 하며, 긴장된 근육을 풀어준다. 고혈압으로 인한 두통, 머리 무거움, 어지럼증, 어깨 뻐근함, 불면증, 가슴 두근거림, 숨 막힘과 같은 자각증상도 크게 완화된다.

    고혈압 붙임이는 도인, 행인, 치자와 그 밖의 15가지의 약재로 만든다. 옛날부터 전래되어온 약을 고혈압의 원인에 맞게 재개발한 것인데, 고혈압 환자 100명을 대상으로 실험한 결과 80% 이상의 환자에게서 좋은 효과가 나타났다.

고혈압 붙임이는 원인과 증상에 따라서 등, 발, 복부, 손에 각각 세 군데씩 총 12개의 경혈에 붙인다. 피부나 경혈이 따뜻해지면 심신이 안정되면서 기혈의 순환이 좋아지는데, 이러한 온열 자극으로 부교감신경이 활성화되고 말초혈관이 확장되면서 혈액순환이 원활해지면 혈압이 안정된 상태로 유지된다.

고혈압 붙임이는 전문 약이라 가정에서 만들기는 힘들다. 하지만 간단하게 치자가루나 생지황가루를 7g씩 달걀 흰자나 물에 개어서 여자는 오른발, 남자는 왼발의 용천혈 부위에 붙이고 깨끗한 비닐 조각으로 덮은 다음 반창고로 고정하면 된다. 24시간 만에 한 번씩 새 약으로 갈아 붙인다. 은단이나 좁쌀 같은 것을 혈 자리에 붙여서 자극을 주는 방법도 효과가 좋다.

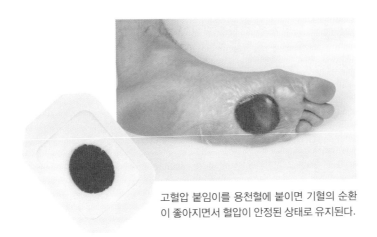

고혈압 붙임이를 용천혈에 붙이면 기혈의 순환이 좋아지면서 혈압이 안정된 상태로 유지된다.

고혈압의 근본적 치료 8

대나무 밟기로
혈액순환을 돕는다

발이 따뜻하고 순환이 잘되어야 건강하다. 인체에서 발은 인체의 뿌리이므로 중요하다. 발에는 오장육부의 반응점이 존재하고, 경맥이 시작되고 끝나는 부분이 있다. 발바닥에는 중요한 혈들이 많이 있는데, 특히 용천혈과 후용천혈이 중요하다. 용천혈은 '실면점'이라고 하고, 후용천혈은 '강압점'이라고 한다.

혈압이 높으면 발바닥의 용천혈(실면점)과 후용천혈(강압점)이 대개 굳어있다. 용천혈은 잠을 잘 자게 하는 작용을 하고, 후용천혈은 혈압을 떨어뜨리는 작용을 한다. 용천혈의 위치는 발바닥 중심선 앞에서 3분의 1 부위, 제2·3중족골 사이에 있다. 후용천혈의 위치는 복사뼈 중심을 지나는 수직선이 만나는 점으로, 발뒤꿈치에서 1/3 지점이다.

용천혈과 후용천혈을 자극하면 혈액순환이 원활해질 뿐만 아니라 냉기가 제거되고 피로감이 사라지기 때문에 고혈압 치료에 도움이 된다. 용천혈은 주로 최고 혈압을 낮추며, 후용천혈은 최저 혈압을 정상화한다. 매일 오전과 오후에 각각 10~30분씩 대나무 밟기를 하면 자연스레 발바닥의 굳은 부분(실면점과 강압점)이 풀리면서 혈액순환이 좋아진다.

대나무는 직접 만들어 써도 좋다. 지름 6~7cm, 길이 45cm 정도의 대나무를 반으로 쪼개서 거친 면을 낫, 칼이나 나무용 페이퍼로 깨끗이 문질러서 사용한다. 대나무는 청정 지역에서 3년 이상 자란 대나무를 구해 뿌리 쪽에서 1.5m 부분까지를 사용해야 부러지거나 쪼개지지 않으며 오래 사용할 수 있다.

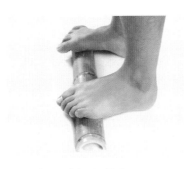

용천혈(실면점)을 자극한다

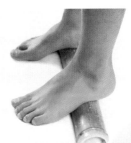

후용천혈(강압점)을 자극한다

후용천혈

일상생활 속 대나무 경혈자극기 활용법

'대나무 밟기'에 사용한 '대나무 경혈자극기'를 앞서 얘기한 발바닥 자극과 병행해 뒷목, 어깨, 허리에 활용하면 생체 에너지와 혈액을 전신으로 원활히 소통시켜 잔 통증과 질병을 예방하는 데 큰 효과를 볼 수 있다.

특히 건강 관리할 시간이 부족한 직장인, 잘못된 자세로 고생하는 학생들이 꾸준히 활용하면 좋다.

■ 뒷목이 뻐근할 때

대나무의 볼록한 부분을 뒷목에 대고 대나무를 좌우로 움직인다. 이때 손의 힘은 뒷목에 시원한 느낌이 오도록 조절한다.

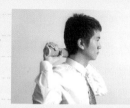

■ 어깨 근육이 많이 뭉쳐 있을 때

대나무의 한쪽 끝을 잡고 볼록한 부분으로 어깨 부위를 두드린다. 시원한 느낌이 들도록 손의 힘을 조절하되, 너무 세게 두드리지 않도록 주의한다.

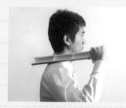

■ 허리가 뻐근하거나 통증이 있을 때

대나무의 볼록한 부분을 허리에 대고 좌우로 허리를 흔들며 운동한다. 대나무 없이 허리 운동을 하는 것보다 훨씬 수월하면서 통증이나 뻐근한 느낌이 감소되는 효과를 느낄 수 있다.

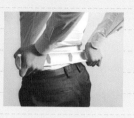

참고 문헌

- 김상일, 《카오스시대의 한국사회》, 솔, 1997.
- 김용웅, 《위대한 자연요법》, 토트, 2011.
- 김종성, 《암~ 마음을 풀어야 낫지》, 전나무숲, 2008.
- 노먼 커즌스, 《불치병은 없다》, 힐링타오(정신문화사), 1995.
- 니시하라 가츠나리, 《면역력을 높이는 생활》, 전나무숲, 2008.
- 데이비드 B. 아구스, 《질병의 종말》, 청림라이프, 2012.
- 데트레프 간텐 외 2인, 《우리 몸은 석기시대》, 중앙북스, 2011.
- 디팍 초프라, 《완전한 건강》, 화동출판사, 1994.
- 랜덜 피츠제럴드, 《100년 동안의 거짓말》, 시공사, 2007.
- 랜덜프 네스 외, 《인간은 왜 병에 걸리는가》, 사이언스북스, 2005.
- 레이 스트랜드, 《약이 사람을 죽인다》, 웅진리빙하우스, 2007.
- 린 맥타가트, 《의사들이 해주지 않는 이야기》, 허원미디어, 2011.
- 마이클 T·머레이·조셉 E·피쪼르노, 《자연의학 백과사전》, 전나무숲, 2009.
- 마크 하이만, 《신진대사를 알면 병 없이 산다》, 한언, 2008.
- 미요시 모토하루, 《의사와 약에 속지 않는 법》, 랜덤하우스중앙, 2006.
- 버나드 라운, 《치유의 예술을 찾아서》, 몸과마음, 2003.
- 샤론 모알렘, 《아파야 산다》, 김영사, 2010.
- 셔윈 널랜드, 《몸의 지혜》, 사이언스북스, 2002.
- 수잔 손택, 《은유로서의 질병》, 이후, 2002.
- 슈토 히로시, 《병에 걸리지 않는 식사법》, 다른세상, 2008.
- 스티븐 어스태드, 《인간은 왜 늙는가》, 궁리출판, 2005.
- 신도 요시하루, 《만병을 고치는 냉기 제거 건강법》, 김영사, 2002.
- 신야 히로미, 《위, 장만 제대로 알면 건강완전정복》, 한언, 2007.
- 아리마 가요, 《고혈압 新상식》, 전나무숲, 2022.

- 아보 도오루,《내 몸 안의 의사 면역력을 깨워라》, 21세기북스, 2004.
- ————,《약을 끊어야 병이 낫는다》, 부광, 2004.
- ————,《체온면역력》, 중앙생활사, 2008.
- 애기 테이시·허버트 벤슨,《약 없이 고혈압 이겨내기》, 조윤커뮤니케이션, 2007.
- 앤드루 와일,《자연치유》, 정신세계사, 2005.
- 앨런 모이니헌·레이 모이니헌,《질병판매학》, 알마, 2006.
- 야마다 가즈오,《고혈압 예방 치료와 식사법》, 태웅출판사, 2003.
- 양력,《중의운기학》, 법인문화사, 2000.
- 에모토 마사루,《물은 답을 알고 있다》, 더난출판사, 2008.
- 여건동,《고혈압·심장병 나는 이렇게 고쳤다》, 태웅출판사, 1995.
- 와타나베 쇼,《기적의 니시건강법》, 태웅출판사, 1993.
- 외르크 블레흐,《없는 병도 만든다》, 생각의나무, 2004.
- 이시하라 유미,《몸이 따뜻해야 몸이 산다》, 삼호미디어, 2007.
- ————,《역전의학》, 가림M&B, 1997.
- 이시형,《이시형처럼 살아라》, 비타북스, 2012.
- 이종찬,《동아시아 의학의 전통과 근대》, 문학과지성사, 2004.
- 임교환,《고혈압 스스로 고칠 수 있다》, 동약, 2003.
- 주부의벗사,《혈압을 낮추는 밥상》, 전나무숲, 2018.
- 편집부,《류편 황제내경》, 주민출판사, 2006.
- 프리초프 카프라,《신과학과 영성의 시대》, 범양사, 1997.
- 하루야마 시게오,《뇌내혁명(腦內革命)》, 사람과책, 1999.
- 하비 다이아몬드,《내 몸이 아프지 않고 잘 사는 법》, 한언, 2005.
- 히가시 시게요시,《1080 모르면 무서운 생활습관병》, 사람과책, 2005.
- 히노하라 가사아까,《혈압 무엇이든지 물어보세요》, 태웅출판사, 1991.

고혈압 치료, 나는 혈압약을 믿지 않는다

개정4판 1쇄 인쇄 | 2022년 2월 10일
개정4판 3쇄 발행 | 2024년 3월 29일

지은이 | 선재광
펴낸이 | 강효림

편집 | 곽도경·김자영·지태진
디자인 | 채지연
모델 | 정상연·유국정
사진 | 이경우
일러스트 | 윤세호

용지 | 한서지업㈜
인쇄 | 한영문화사

펴낸곳 | 도서출판 전나무숲 檜林
출판등록 | 1994년 7월 15일·제10−1008호
주소 | 10544 경기도 고양시 덕양구 으뜸로 130
　　　　위프라임트윈타워 810호
전화 | 02−322−7128
팩스 | 02−325−0944
홈페이지 | www.firforest.co.kr
이메일 | forest@firforest.co.kr

ISBN | 979−11−88544−80−6 (13510)

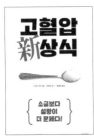

고혈압 新상식 - 소금보다 설탕이 더 문제다!

고혈압의 주범은 소금이 아니다. 혈압과 관계없다고 여겨지는 설탕(과당)이 혈압을 올린다는 점, 당분을 줄이고 식습관과 생활습관을 개선하는 것으로 혈압을 내릴 수 있다는 점을 누구나 이해할 수 있도록 쉽게, 과학적인 근거를 들어가며 상세히 설명한다.

아리마 가요 지음 | 선재광 감수 | 배영진 옮김 | 200쪽

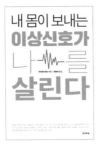

내 몸이 보내는 이상신호가 나를 살린다

병을 두려워하지 마라, 병이야말로 내 몸이 보내는 생존 신호다! 병에 걸린다는 것은 몸을 해치려는 것이 아니라 살리려는 본능의 발현이다. 내 몸이 이상신호를 보냈을 때 바로 알아차리고, 몸의 자연치유력을 강화하는 방법으로 혈액을 깨끗하게 정화하면 그 어떤 병이든 자신 스스로가 예방하고 치료할 수가 있다.

이시하라 유미 지음 | 박현미 옮김 | 260쪽

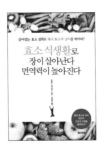

효소 식생활로 장이 살아난다 면역력이 높아진다

'체내 효소(인체에서 생성하는 효소)의 양은 정해져 있기 때문에 효소를 얼마나 보존하느냐가 건강을 좌우한다'고 강조하면서 나쁜 먹을거리와 오염된 환경, 잘못된 식습관 때문에 갈수록 줄어드는 체내 효소를 어떻게 하면 온존하고 보충할 수 있는지를 상세히 알려준다. 그리고 장 건강을 위해 효소 식생활이 얼마나 중요한지도 알기 쉽게 설명한다.

츠루미 다카후미 지음 | 김희철 옮김 | 244쪽

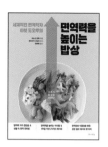

면역력을 높이는 밥상

면역력을 높일 수 있는 '생활 속 면역 강화법'과 '식사법'을 소개한 면역 강화 지침서. 각종 질병과 스트레스, 환경오염 속에서 면역력을 높이고 건강을 지키는 방법을 자신의 임상경험을 바탕으로 쉽고 구체적으로 소개한다. 면역력을 높이는 일주일 식단과 일상생활에서 자주 먹는 식품으로 면역력을 높이는 방법을 알려주고 이들 식품을 이용한 레시피도 담았다.

아보 도오루 지음 | 겐미자키 사토미 요리 | 윤혜림 옮김 | 308쪽

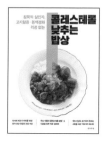

콜레스테롤 낮추는 밥상

의사와 셰프가 만든 맛있는 요리로 시작하는 콜레스테롤 감소 작전. 고지혈증, 동맥경화 등 콜레스테롤 수치가 높은 만성질환 환자라도 자신이 먹고 싶은 음식을 마음껏 먹으면서 콜레스테롤 수치를 낮출 수 있는 방법을 제시한 건강 요리서이다. 콜레스테롤에 대한 전반적인 지식은 물론 고지혈증, 동맥경화에 대한 심도 있는 의학정보도 담겨 있다.

나카야 노리아키 감수 | 이시나베 유타카, 다구치 세이코 요리 | 윤혜림 옮김 | 296쪽

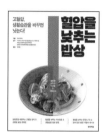

혈압을 낮추는 밥상

고혈압에 대한 매우 종합적이고 구체적인 치료 가이드. 고혈압 환자의 식생활 개선을 위한 고혈압에 좋은 영양소 11가지와 저염식 실천 요령, 고혈압에 좋은 식품 & 요리 레시피, 저염식단 및 저염도시락을 싸는 방법까지 알려준다. 또한 혈압을 효율적으로 조절하는 고혈압 상식과 생활 속 상황별 혈압 관리법과 합병증을 예방하는 생활습관도 함께 소개한다.

주부의벗사 지음 | 아타라시 케이치로, 백태선, 양현숙 감수 | 윤혜림 옮김 | 304쪽

전나무숲 건강편지를
매일 아침, e-mail로 만나세요!

전나무숲 건강편지는 매일 아침 유익한 건강 정보를 담아 회원들의 이메일로
배달됩니다. 매일 아침 30초 투자로 하루의 건강 비타민을 톡톡히 챙기세요.
도서출판 전나무숲의 네이버 블로그에는 전나무숲 건강편지 전편이 차곡차곡
정리되어 있어 언제든 필요한 내용을 찾아볼 수 있습니다.

http://blog.naver.com/firforest

 '전나무숲 건강편지'를 메일로 받는 방법 forest@firforest.co.kr로 이름과 이메일 주소를
보내주세요. 다음 날부터 매일 아침 건강편지가 배달됩니다.

유익한 건강 정보,
이젠 쉽고 재미있게 읽으세요!

도서출판 전나무숲의 티스토리에서는 스토리텔링 방식으로 건강 정보를
제공합니다. 누구나 쉽고 재미있게 읽을 수 있도록 구성해, 읽다 보면 자연스럽게
소중한 건강 정보를 얻을 수 있습니다.

http://firforest.tistory.com

스마트폰으로 전나무숲을 만나는 방법

네이버 블로그   다음 블로그